Lucie Beyer

FINDE DEINEN YOGAWEG

MIT YOGAPHILOSOPHIE UND DEM EIGENEN SUTRA ZU HÖCHSTER POWER

nymphenburger

Inhalt

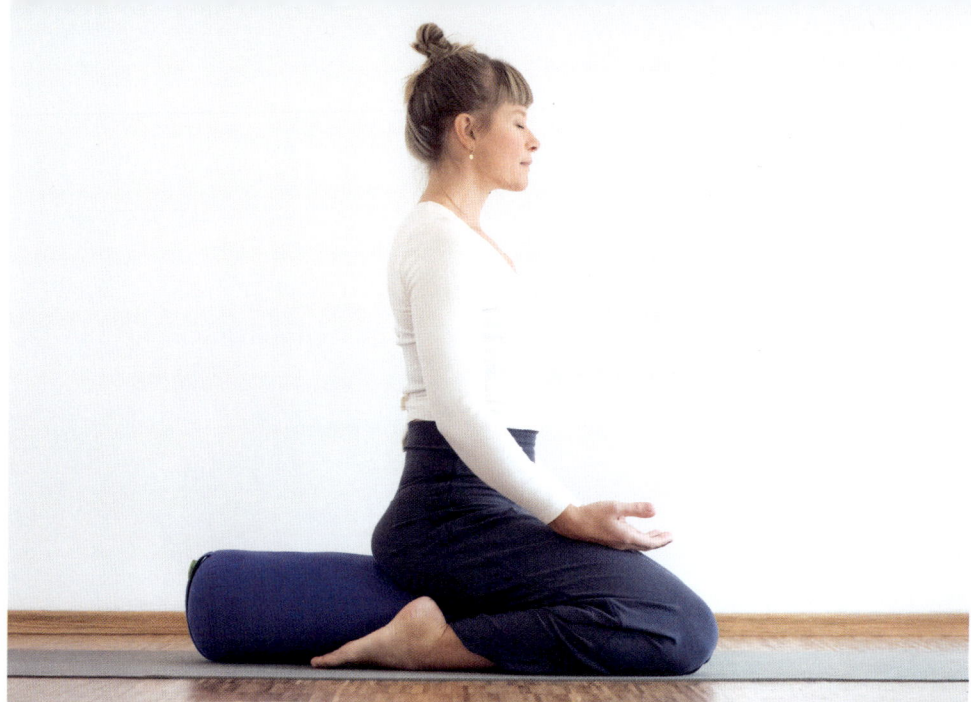

Vorwort

Wenn sich Philosophie beim Lesen so spannend wie ein Roman anfühlt, kann ich nicht umhin, dies mit anderen zu teilen. Denn das ist es, was die Yogaphilosophie für mich ausmacht: sie ist extrem inspirierend und sinnvoll auf das Leben anzuwenden.

Es ist nicht meine Absicht, ein weiteres Buch über die Yogaphilosophie zu schreiben. Denn davon gibt es bereits einige sehr gute, von Autoren und Autorinnen zusammengetragen, die zum Teil ein ganzes Leben lang die Veden studiert und mit einem Guru oder Lehrer diese reflektiert und auch übersetzt haben. Deshalb lege ich dir am Ende einige wertvolle Buchempfehlungen ans Herz.

Mir geht es vielmehr darum, die Yogaphilosophie als Inspiration für unser Leben darzustellen und nicht, wie leider oft im Yoga, als einengendes Korsett aus Regeln und Pflichten, um ein fremdes Ideal zu erfüllen. Man muss nur – in allem Respekt – den Staub der Vergangenheit entfernen und den direkten Bezug zum Hier und Jetzt herstellen, weil die Yogaphilosophie, wie jede andere »wahrheitstragende« Philosophie auch, im Kern, zeitlos ist. Und das ist ihr Geschenk. Die Yogaphilosophie darf nicht vom Leben entrückt werden, sondern sollte in den Alltag integriert werden und somit einen menschlichen Prozess erlauben. Sonst ist es sinnlos, überhaupt darüber zu philosophieren, denn Yoga betrifft das Menschsein.

Letztendlich geht es mir darum, deine eigenen Gedanken einzuladen. Denn diese braucht die Welt!

So möchte ich mit diesem Buch, in einer mir eigenen, kreativen Narrenfreiheit einen freudvollen und hoffentlich leicht verständlichen Kontext herstellen, der die Tradition mit der Moderne verbindet und aufzeigt, wie lebendig die Yogaphilosophie ist. Ich tue dies mit einem aufrichtigen, inneren Verneigen vor den Gelehrten, Sehern und Philosophen, die dieses Wissen für uns aufgeschrieben haben. Hier wähle ich bewusst die männliche Form, da die alten Schriften, zumindest die mir bekannten, alle von Männern verfasst wurden.

Diesbezüglich liegt offensichtlich ein Ungleichgewicht vor.

Ich brenne daher darauf, häufiger weibliche Stimmen zu dem Thema zu hören, und freue mich von Herzen, einige davon in dieses Buch integrieren zu dürfen.

Während unserer einjährigen 300 Stunden Ausbildung für Yogalehrende haben mich die Beiträge der Teilnehmer und Teilnehmerinnen so sehr berührt, dass ich ihre wunderschönen Gedanken nun in diesem Buch teilen darf, um zu inspirieren und um Dich damit zu Deinen eigenen Interpretationen einzuladen.

Die Yogaphilosophie kann von allen verstanden werden. Auch Kinder sind für die zeitlosen Weisheiten sehr empfänglich, da sie noch einen natürlichen Zugang dazu haben. Wenn wir Philosophie vermitteln wollen, liegt es an uns, die richtigen Worte zu finden, damit diese aufgenommen werden kann. Meiner Erfahrung nach ist das beste Mittel dafür immer die Selbstreflexion – das, was aus unserem Innersten kommt, die »angewandte Yogaphilosophie«.

Wenn mehr und mehr von uns einen persönlichen Bezug zur yogischen Philosophie herstellen, hege ich die Hoffnung auf eine Zunahme von hochwertigem »Food for the Mind« im Yoga. Es ist ganz wunderbar, dass wir unseren Körper bewegen und reinigen. Doch sind wir eben nicht nur Körper, sondern auch Geist – und auch dieser will bewegt und gepflegt werden.

Ich lade dich also ein, die Yogaphilosophie wie einen Teller mit Obst zu betrachten. Wähle eine Frucht, die dich anlacht. Rieche an ihr. Nimm ihre Farbe wahr und dann koste sie. Nimm ihren Geschmack ganz in dir auf. Lass ihren Saft über dein Kinn rinnen. Werde für einen Moment zu dieser Frucht, um sie ganz zu »verstehen« und ihren Nektar – die Essenz – in dir aufzunehmen.

Nun wünsche ich dir von Herzen viel Freude beim Lesen, tiefe Erkenntnisse und im besten Fall einen »Roman des Lebens«, den du selber schreibst.

Deine

Lucie

WISSEN
FÜR ALLE

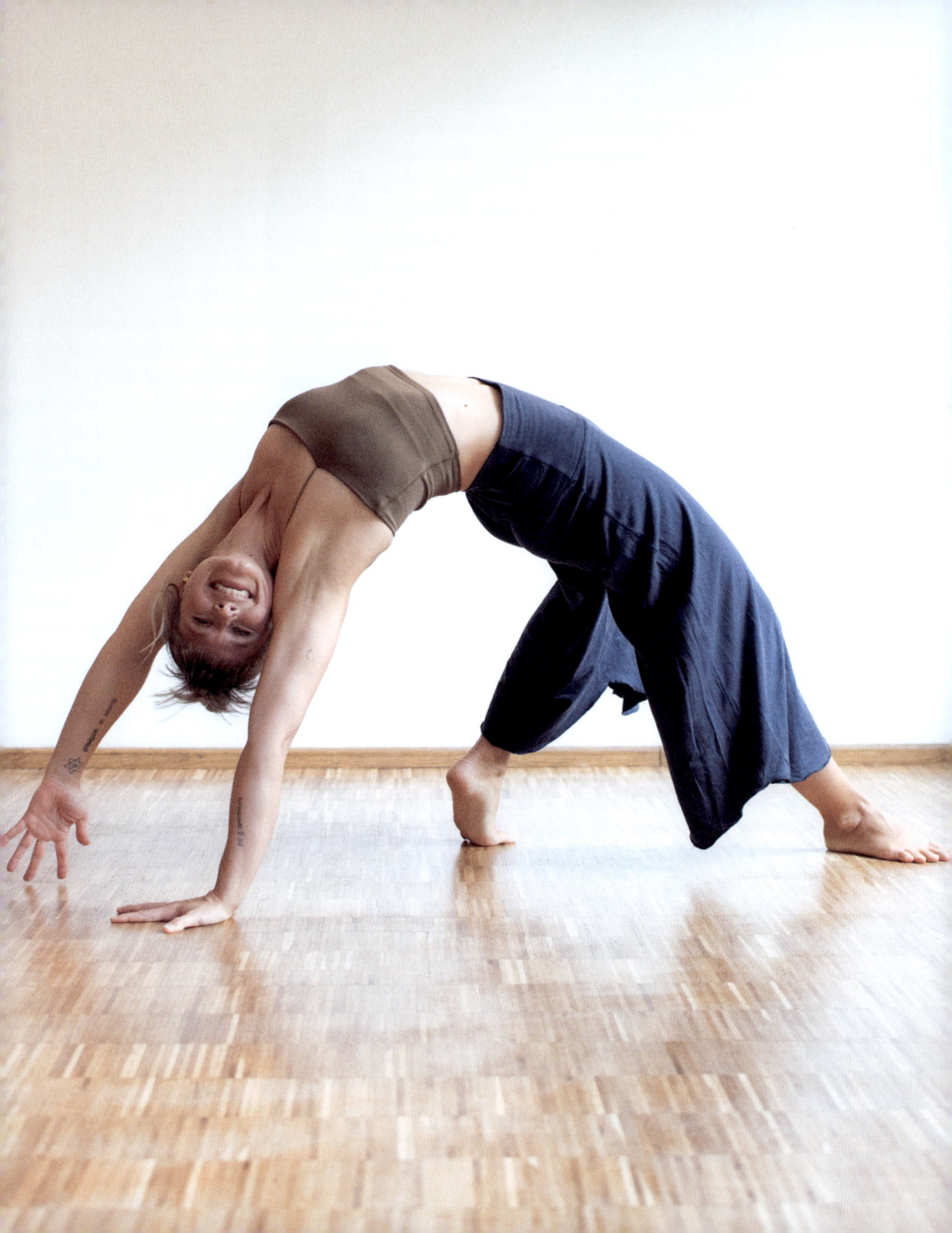

Die westliche Philosophie

Bevor ich mit der östlichen Philosophie des Yoga beginne, starten wir mit dem uns eher Vertrauten. Die Philosophie, wie wir sie im Westen kennen, hat ihren Ursprung im alten Griechenland 399 v.Chr. Hier lebte der bekannte Gelehrte Sokrates, Sohn einer Hebamme, der seine philosophischen Diskurse gern auf den Straßen Athens abhielt. Doch nicht wie üblich in Form von Vorträgen, sondern indem er die Menschen durch Fragen in einen Dialog einspannte. Er nannte diese Technik »die Hebammentechnik«, da er den Menschen half, durch Fragen eigene Gedanken »zu gebären«.

Jeder Mensch, der schon einmal selbst etwas erschaffen oder geboren hat, kennt das Gefühl der tiefen inneren Bestätigung des eigenen Seins. Es ist ein großer Unterschied zum einfachen Konsumieren von vorgegebenen Gedanken oder Gütern. Wenn wir selbst kreieren, ist es jedes Mal so, als würden wir auch uns selbst ein Stück damit kreieren. Genauso verhält es sich auch mit unseren Gedanken. Und damit meine ich nicht das ungefilterte Mitteilen von Meinungen, mit dem wir uns gegenseitig auf Social Media regelrecht überschütten. Es geht um Gedanken, die in Kontemplation entstanden sind – tiefe, reflektierte Gedanken, die dein Herz berühren.

Sicher kennst Du den bekannten Satz von Sokrates: »Ich weiß, dass ich nichts weiß.« Er nimmt diese Einsicht als Fundament, um Fragen zu stellen, aber auch, um den Raum zu schaffen, nicht alles wissen zu müssen und zu können. Er lädt sogar zu Ehrlichkeit ein, dazu zu stehen, wenn wir etwas nicht wissen.

»Was wir wissen, ist ein Tropfen,
was wir nicht wissen, ein Ozean.«

Isaac Newton (Physiker, 1643 – 1727)

Diese Reflexion gibt den zusätzlichen Raum dafür, einen Gedanken den nächsten ergeben zu lassen, was gerade in Diskussionen eine wunderbare Lebendigkeit hervorrufen kann. Doch nur dann, wenn wir uns erlauben, nicht zu wissen, sondern zu erleben – im Hier und Jetzt!

Um die Wichtigkeit von Sokrates' Lehre für die geistige Entwicklung der Menschen hervorzuheben und auch den Bezug zu diesem Buch herzustellen, möchte ich noch kurz auf seinen Tod eingehen. Sokrates wurde in die Zeit der »attischen Demokratie« hineingeboren. Sie war ein Vorläufer der Demokratie, in der jedoch ausschließlich Männer innerhalb bestimmter sozialer Schichten und Nationalitäten politische Entscheidungsgewalt hatten. Dies war an ein dicht gewobenes Konstrukt der Macht gebunden.

Wir wissen aus vielen Wiederholungen der menschlichen Geschichte, dass es genau eine Sache gibt, das ein Machtkonstrukt zum Bröckeln bringt: Das Hinterfragen!

Die Machthaber in Athen sahen demnach gar nicht gern, dass Sokrates ihrer Meinung nach insbesondere unter der jungen Generation Zweifel säte und eigenständiges Nachdenken anregte. Sie stellten ihn schließlich vor die Wahl, einen Becher mit Gift zu trinken oder eine mildere Strafe, wie die Verbannung aus Athen, zu wählen. Da für Sokrates Gerechtigkeit als Fundament eines gesunden Gemütszustands galt und

er deshalb befand, dass Unrecht zu tun schlimmer sei, als Unrecht zu erleiden, griff er zum Schierlingsbecher und wählte somit, im Beisein seiner Freunde, den Tod.

Nun geht es beim Fragen natürlich nicht immer darum, Strukturen aufzubrechen und Revolutionen zu starten, aber Fragen können unsere bisherigen Einstellungen in Zweifel ziehen, diese umwerfen und bestenfalls erneuern. Dies macht einen Großteil unserer menschlichen Intelligenz aus: Die Fähigkeit, sich weiterzuentwickeln, immer weiter zu wachsen und vorhandenes Wissen zu korrigieren und zu erweitern.

Die Kraft des kritischen Geistes

Ich bin ein großer Fan von Fragen und den Räumen, die diese eröffnen. Deshalb hinterfrage ich auch die Systeme und Strukturen, in denen die ursprüngliche Yogaphilosophie geboren wurde.

Im alten Indien wurde die Yogaphilosophie unter anderem von einem Guru weitergegeben. Und so sehr ich mich innerlich vor den Weisen verneige und vor dem Wissen, das sie für uns aufgeschrieben haben, so kritisch stehe ich diesen Systemen auch gegenüber. Ich selbst hatte jahrzehntelang das Glück, eine *Gurvi* (weibliche Form von »Guru«) an meiner Seite zu haben. Sie half mir nicht nur, mein Leben um 180 Grad

zu wenden, sondern im Grunde dabei, zu überleben. So habe ich für eine kurze Weile das unermessliche Geschenk eines Gurus am eigenen Leib erfahren, und kein Gold der Welt kann dieses Geschenk aufwiegen.

Die absolute Hingabe eines Menschen an die Führung eines anderen bringt jedoch auch immer die Gefahr eines Machtmissbrauchs mit sich. In meinen Augen wird eine solche Beziehung bereits kritisch, wenn der Aspirant keine Fragen stellen und keine eigenen Gedanken äußern und entwickeln darf. Ein wirklicher Guru braucht ein extrem hohes Maß an Integrität und sowohl geistige als auch emotionale Reife. Der Guru sollte immer vom Schüler geprüft werden.

Etwas freier ist das Entwickeln der eigenen Gedanken wohl mit einem Lehrer oder einer Lehrerin. Auch einfach weil die Kommunikationsebene meistens eine andere ist, da Gurus eher energetisch und geistig mit ihren Aspiranten arbeiten, oft sogar ohne jeglichen direkten Kontakt. Mit Lehrenden hingegen können wir in einen Dialog gehen, Fragen stellen und eigene Meinungen äußern.

Ein gesundes System – das kann eine Form der Beziehung oder ein politisches System sein – hat meiner Meinung nach immer Raum für Gedanken, Fragen und vor allem Zweifel aller Beteiligten. Ansonsten wird dieses System auf lange Sicht keinen Bestand haben, da es sich nicht weiterentwickeln kann. Jeder einzelne Gedanke ist demnach wie die Zelle eines Organismus für diesen von Wichtigkeit. Wenn wir nur von den Gedanken anderer leben, ist es so, als würde die Zelle, die wir darstellen, in dem großen, uns alle miteinander verbundenen Organismus, NOCH nicht aktiviert sein. Es geht darum, unserer eigenen inneren Stimme vertrauen zu lernen. Es geht mir nicht um die laut herausgebrüllten Meinungen und die Kritiken an anderen, weil wir unzufrieden sind und es selbst nicht besser machen. Beim Hinterfragen geht es ums Nachdenken. Wenn wir unsere Gedanken mit der Praxis der Kontemplation verbinden, tauchen wir in unseren Geist und wägen ab, versuchen zu verstehen und einen tieferen Zusammenhang zu erkennen.

Diese Idee, inspiriert von Sokrates' Technik des Fragens, möchte ich in diesem Buch verankern. Wenn wir also die unterschiedlichen Bereiche der yogischen Philosophie beleuchten, frage ich dich: »Was denkst du? Und kannst Du die Gedanken der Anderen an dich heranlassen?«

Wenn wir jedoch die westliche Philosophie betrachten, gibt es häufig einen fließenden Übergang hin zur Theologie. Auch wenn ich der Institution Kirche bisweilen kritisch gegenüberstehe, so gibt es im Christentum hervorragende Geisteswissenschaftler, die ihre religiöse Praxis so verstehen, dass es darum geht, eine Weite im Geiste und im Herzen zu schaffen. Hier sehe ich ganz klar eine Parallele zum Yoga und lasse mich gern inspirieren. Im Versuch, den philosophischen Parallelen einen Namen zu geben, empfand ich das Wort »universelles Wissen« als passend.

Die Pansophie

Als ich »universelles Wissen« in die Suchmaschine eingab, erschien in diesem Zusammenhang das wunderbare Konzept der »Pansophie«.

Als Begründer wird der Philosoph, Theologe und Pädagoge Johann Amos Comenius (1592 – 1670) genannt. Pansophie kommt aus dem Griechischen und bedeutet »universelle Weisheit« oder »Allweisheit« und war eine religiös-philosophische Bewegung des 16.–18. Jahrhunderts. Sie strebte eine Zusammenfassung aller Wissenschaften und die Erziehung der Menschen zur Menschlichkeit an, im Sinne von Moral, Vernunft und Glück. Pansophiker standen für weltweiten Frieden ein, durch das Erkennen, dass wir alle miteinander verbunden sind und indem das vorhandene Wissen mit jedem geteilt werden sollte.

Comenius stellte die interessante These auf, dass wir die Trennung von Gott nach dem Sündenfall nur auflösen können, indem wir »alle alles lehren«.

Gehen wir also doch einmal davon aus, dass wir spirituelle Wesen sind, die eine menschliche Erfahrung machen. Und dass daran – inklusive der Menschlichkeit – nichts Schlechtes zu finden ist. Da wir aber eben diese göttlichen Funken sind, kreieren wir uns selbst immer wieder neu, evolvieren und erfinden uns auf dem Weg zurück nach Hause, zu dem Bewusstsein, dass wir Gott sind. Dass wir das Paradies in uns tragen und dass man eben immer mal wieder in einen »sauren Apfel« beißen muss, um sich weiterzuentwickeln.

Ich kann in Herrn Comenius' Idee sehr viel aktuelle Wahrheit finden. Auch ich glaube daran, dass wir Menschen durch die Globalisierung von Wissen im Allgemeinen und einer Verbindung aller Wissensgebiete miteinander im Konkreten dem Paradies ein gutes Stück näher kommen. Bzw. eben Zugang haben zu allen Informationen – so auch den spirituellen, um zu erkennen: »*Aham Brahmasmi* – ich bin Gott.«

Ich freue mich zu sehen, dass wir uns diesbezüglich, als Menschheit, in eine wunderbare Richtung bewegen. Durch das Internet sind fast allen Menschen fast alle Informationen zugänglich. Durch Social Media kann heutzutage fast jeder Mensch seine Meinung kundtun und Informationen weitergeben. »Fast« deshalb, weil es immer noch viele Informationen gibt, die manipuliert und zurückgehalten werden, und es viele Länder gibt, in denen aus ökonomischen oder politischen Gründen Menschen keinen Zugang zum Internet haben. Zum Glück gibt es noch weitere Zugänge zur universellen Weisheit, und ich glaube fest daran, dass sich diese ihren Weg bahnt, wie ein unaufhaltsamer Fluss an Lebensenergie, der alles durchdringt.

Noch mal zurück zum Thema Internet – natürlich möchte ich hier nichts glorifizieren, was immer noch in den Kinderschuhen steckt, da das Wissen im Netz stark gefiltert werden muss, um einen Wert zu haben, und das Mitteilen einer Meinung oft verwechselt wird mit Intelligenz. Und dennoch freue ich mich über diese Richtung. Es ist ein Grundrecht des Menschen, Zugang zu Wissen zu haben. Doch was hat Wissen mit Spiritualität zu tun? Und wann wird Wissen zu Weisheit? Genau hier treffen sich für mich die beiden Instanzen von kognitiver Intelligenz und der Fähigkeit, mit dem Herzen zu sehen. Die Verbindung von Rationalität und Spiritualität – das Nachdenken und die Liebesfähigkeit, die Weisheit hervorbringt.

Laut Comenius handelt es sich in der Pansophie um eine Verbindung des Wissens über Alchemie, Magie, allen Wissenschaften und des spirituellen Wissens. Eben alles Wissen, das wir Menschen als Kollektiv durch unsere Erfahrungen und Forschungen angesammelt haben. Ein universelles Wissen, in dem kein Wissensbereich ausgeklammert, belächelt oder bewertet wird, sondern im Gegenteil die Wichtigkeit darin erkannt wird, alles miteinander zu verknüpfen. Weil wir miteinander verbunden sind. Weil wir deshalb »alle alles lehren« sollten.

Die vorhin angesprochenen philosophischen Parallelen, die sich in den unterschiedlichen Philosophien und Theologien immer wieder zeigen – manchmal auch widersprechen –, nehme ich wie ein Faszienetz wahr, in dem unser Geist auf Reisen gehen kann. Ein Netz, mit dem wir alle verbunden sind und das alle Fragen und Antworten enthält. Auf der intellektuellen Ebene, ist dieses Netz aus der universellen Weisheit, der Pansophie, gestrickt. Hier kommt mir die Aussage *»Ich denke, also bin ich«* des französischen Philosophen René Descartes (1596 – 1650) in den Sinn. In den modernen spirituellen Praktiken wird jedoch immer wieder zum Gegenteil animiert: Vom »Kopf zum Herzen«, »das Denken abschalten«, »unser Selbst in der Leere finden«. Ich glaube, dass hier eines der größten Missverständnisse in der spirituellen Szene und so auch in der Yogaszene entstanden ist, was bisweilen sogar zu harten Fronten führt. Descartes' Aussage beruht auf einer Erkenntnis, die er während des Selbststudiums hatte. Er nahm sich selbst als Denkender wahr und kam so zur Schlussfolgerung, dass er demnach nicht *nichts* sein kann. Worauf ich hinauswill, ist, dass diese Erkenntnisse – egal ob sie nun wissenschaftlich oder spirituell verpackt sind – nicht voneinander getrennt sind. Wir können universelles Wissen nur aufnehmen, wenn wir uns Fragen stellen, sinnieren, Türen in unserem Geist öffnen und nachdenken können.

Hier entsteht die Krux, die wir wahrscheinlich alle kennen. Was ist denn überhaupt qualitativ hochwertiges Wissen? Wie filtere ich dieses aus der Wissensflut, der wir gerade über die sozialen Medien ausgesetzt sind, heraus? Was ist der Unterschied zwischen universellem Wissen und »sinnlosen« Informationen, die auf uns einströmen und eher zu einer Überlastung unseres Nervensystems führen?

Genau hier schließt sich die Lücke vom Alltagsdenken zum bewussten Reflektieren und der Geistesschulung im Yoga, die lehrt, wie wir uns mit der allumfassenden Weisheit verbinden

Patanjali, der Autor des Yoga Sutra, das in diesem Buch im zweiten Kapitel ausführlich vorgestellt wird, schreibt über unsere Angewohnheit des unbewussten Denkens in dem folgenden Vers:

Pada 1, Sutra 4

वृत्तिसारूप्यमितरत्र ॥४॥

Vṛtti sārūpyam-itaratra ||4||

»In allen anderen Zuständen als im bewussten Zustand identifiziert sich der Wahrnehmende mit seinen Gedanken.«

Patanjali spricht hier von unserem Alltagsbewusstsein, in dem in unserem Kopf ein meist unkontrollierter Gedankenstrom fließt. Michael Nehls benennt dies in seinem Buch *Das erschöpfte Gehirn* auf der biologischen Ebene, indem er aufzeigt, dass es sowohl einen Teil in unserem Gehirn gibt, der einfach nur »funktioniert und reagiert« und der uns deshalb nicht ganz so viel Energie abverlangt, als auch einen weiteren Teil, den wir nur einsetzen, wenn wir bewusst reflektieren, wichtige Entscheidungen treffen und uns aus unserer Komfortzone herausbewegen.

Das Schöne ist, dass es für all die *bewussten* Abläufe und Zustände in der spirituellen Praxis eine Benennung gibt, in diesem Fall »Prajna«. Prajna kommt aus dem Buddhismus und ist ein wichtiges Bindeglied, um die wertvolle Pansophie – die universelle Weisheit – von dem unbewussten Alltagsbewusstsein zu unterscheiden. Es ist die Fähigkeit, das Denken einzusetzen, um zu verstehen und zu erkennen – um zur »allumfassenden Weisheit« zu gelangen.

Prajna, die Fähigkeit, zu reflektieren

Das Sanskritwort *Prajna* beschreibt die große umfassende Weisheit, die alle Dinge und Phänomene durchdringt. *Prajna* existiert demnach schon, bevor das menschliche Bewusstsein alle Daseinsformen wahrnimmt, und versucht, sie in Begriffe zu fassen. *Prajna* wird nach buddhistischer Lehre intuitiv und unmittelbar erfahren, wenn Körper und Geist im Zustand des Gleichgewichts sind und die Vorstellung der Trennung von unserem Ich und der Außenwelt im *Samadhi* (= Einheitsgefühl, Zustand der Erleuchtung) überwunden wird. Dafür wird im Zen-Buddhismus die Sitzmeditation angewandt. Die drei unterschiedlichen *Prajnas* sind:

1. Hören und empfangen:

Inspiration und Information aufnehmen, z.B. durch Bücher, Podcasts, Vorträge, Meditationskurse, Gespräche …

2. Kontemplation und Reflexion:

Eigene authentische Gedanken entwickeln und ihnen Raum geben, »mit ihnen zu sitzen«, und die innere Wahrheit auftauchen zu lassen.

3. Verstehen und leben:

Das Gelernte umsetzen und danach leben sowie die gefundene Wahrheit an andere durch Sprache und Handeln weitergeben, wie zum Beispiel in Gesprächen, Vorträgen oder im Yogaunterricht.

Wenn wir in der Pansophie über das Lehren sprechen, bzw. das Teilen von Wissen, so ist es wichtig, auch die Seite des Lernens zu beleuchten. Denn dies zeigt auf, wie schwer es häufig ist, unseren Geist zu öffnen und neue Ideen und Konzepte in uns aufzunehmen.

Konzepte und alle meine Kleider

Das Wort Konzept kommt aus dem Lateinischen (= *Conceptum*) und bedeutet »Zusammenfassen«. Es kann sowohl der Bauplan für ein Projekt sein als auch eine Idee oder eine Vorstellung, die aus unserer Psyche und unseren Gedanken entsteht.

Veränderung beginnt immer mit einer Idee. Und mit Menschen, die sich nicht scheuen, umzudenken und »Outside the Box« zu leben. Wie wäre es denn, wenn wir die Grenzen unseres Geistes aufheben und uns von unseren Boxen lösen, so wie wir ein zu klein gewordenes Kleidungsstück ablegen? Sind wir dazu in der Lage, bleibt unser Geist frisch und jung. Wir erlauben die Evaluation des Geistes im Hier und Jetzt und schaffen Weite für unterschiedliche Perspektiven, die uns letztendlich inspirieren und unseren Geist befruchten.

Ich meine damit nicht, dass wir keine Konzepte mehr haben sollten. Sie sind uns als Werkzeug von Nutzen und sogar notwendig. Wir kommunizieren über unsere konzeptionelle Kompetenz und erlangen ein tieferes Verständnis über Sachverhalte und Lebenssituationen. Unser Verstand funktioniert in diesem Prozess des Verstehens in einem bestimmten Rhythmus. Beginnen wir mit dem Wort *Imitation*, das auch in dem Wort *Limitation* enthalten ist. Wir fühlen uns von einer Idee, einem Konzept angezogen und beginnen es zu imitieren, ganz nach dem Motto »Monkey see, monkey do«. An dieser Imitation ist nichts Verwerfliches, es ist ein natürlicher Lernvorgang. Im Gegenteil – wir sollten nie vergessen, dass wir selbst einmal von anderen Menschen gelernt und kopiert haben, um ein Startkapital an Ideen anzusammeln, mit denen wir dann ausziehen, um uns zu zeigen und zu debattieren. Wir definieren eine geistige Identität mit diesen Konzepten.

Schwierig bzw. limitierend wird es, wenn wir diese Konzepte so sehr verinnerlichen, dass es sich nicht mehr um ein Imitieren handelt, sondern wir diese Ideen mit unserer Identität verwechseln. Da stellt sich nun die Frage: Wer sind wir ohne unsere Konzepte und Ideen?

Wenn wir ein Konzept wie ein Kleid erleben, das wir tragen, so fühlen wir uns ohne dieses potenziell nackt. Doch wenn wir uns daran erinnern, dass wir unter unserer »Kleidung« sowieso immer nackt und unsere Gedanken ein Strom an fortwährendem Wandel sind, so öffnet sich ein Raum an unbegrenzten Möglichkeiten. Ein Raum, um zu kreieren und zu verändern, und auch, um immer wieder neue Kleider anzuprobieren. Womöglich gefällt uns nicht jeder Stil, aber wir können andere Schnitte und Farben ausprobieren. Selbst wenn wir das neue Kleid nicht als unseres übernehmen, erhalten wir doch ein tieferes Verständnis von den Möglichkeiten, die das Leben uns präsentiert. Oder wir erlangen die Fähigkeit, uns in andere Menschen hineinzuversetzen, indem wir uns ihre Kleider ausleihen. Die Freiheit des Geistes besteht in dem Erkennen, dass wir nicht unsere Kleider sind!

Nun stellt sich allerdings die Frage: Ist Yoga und seine Philosophie auch nur ein Konzept?

Wenn wir mit Yoga beginnen, fühlt es sichgenau so an. Wir ziehen uns ein Kleid über, das von einer bestimmten Szene, von Lehrern und Büchern gestrickt wurde. Die Beweggründe sind unterschiedlicher Natur und in meinen Augen alle menschlich: Wir wollen dazugehören, wir sehnen uns nach

Veränderung, wir fühlen uns »im Trend« und damit »normal«. Dies sind potenzielle erste Schritte. Doch wirklich verstanden, was Yoga bedeutet, haben wir damit noch nicht.

Das Verständnis beginnt, wenn wir das Kleid »Yoga« und die individuelle Idee dahinter wieder ablegen. Wenn wir eintauchen in die Tiefe des Schatzes, der in der Yogaphilosophie schlummert. Im Grunde lebt dieser Schatz in unserem Inneren. Wir können ihn erst ganz erfahren, wenn wir frei sind von Konzepten und Kleidern, die wir uns überstülpen.

Lasst uns in diesem Sinne gemeinsam in ein paar Ideen der Yogaphilosophie eintauchen. Lasst sie uns kritisch betrachten, frech hinterfragen, ungehemmt vergleichen, auseinanderpflücken und dann etwas Neues daraus erschaffen!

Eine Idee:

Yoga soll den Raum öffnen, frei von Konzepten zu fragen: Wer bin ich? Und wer möchte ich sein? Beschäftigen wir uns mit den alten Schriften, geht es darum, die innere Kraft zu aktivieren, um unser volles Potenzial zu entfalten. Doch wenn wir zu sehr an der Idee festhalten, wie wir oder »ein Yogi« zu sein haben, ist es schon kein Yoga mehr. Denn wir können nicht von einer Yogapraxis reden, wenn unser Ego nicht transformiert und unser Geist nicht dabei geweitet wird.

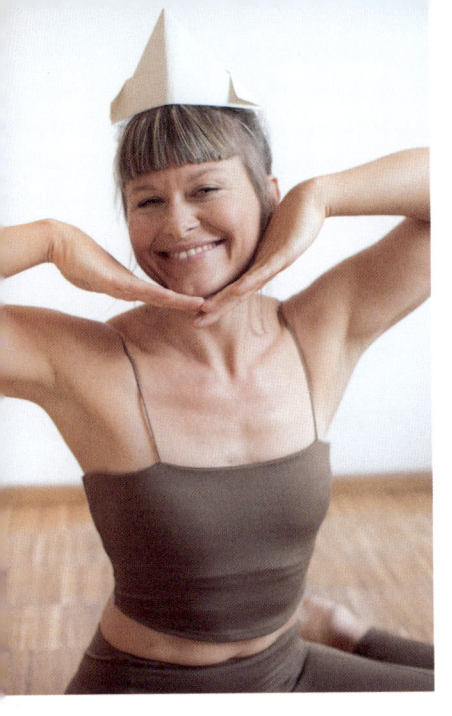
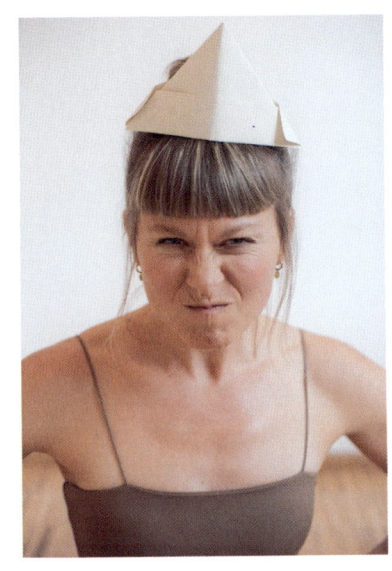
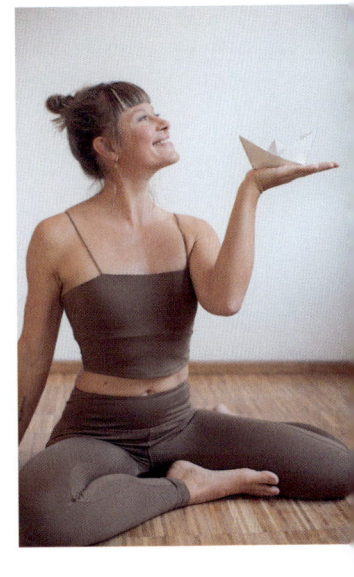
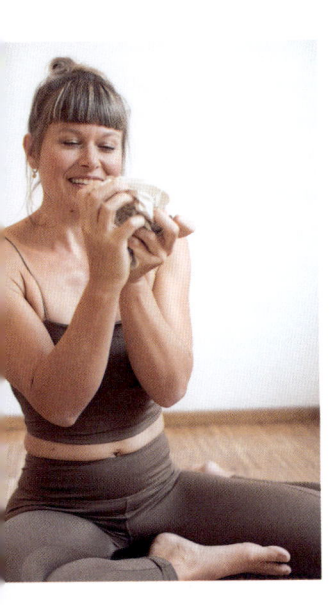
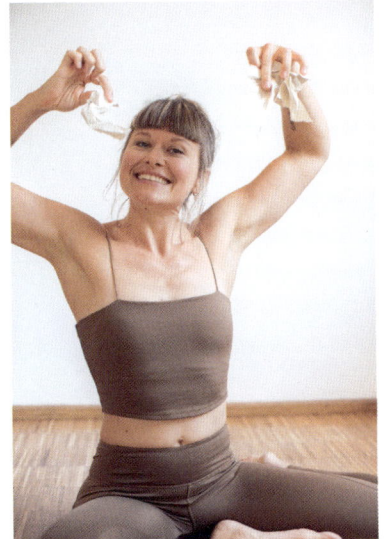
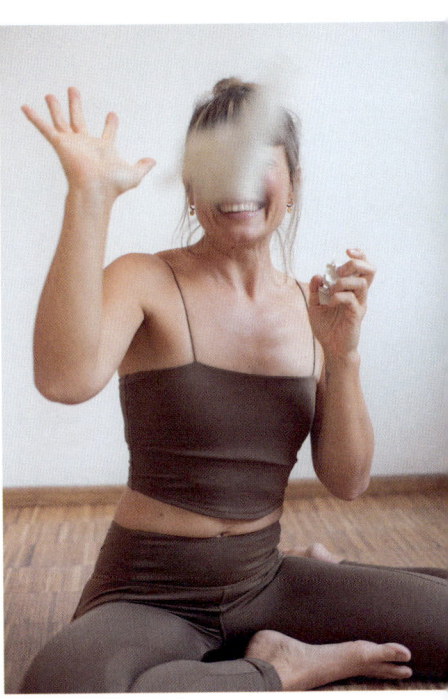

ZEITLOSE WEISHEIT

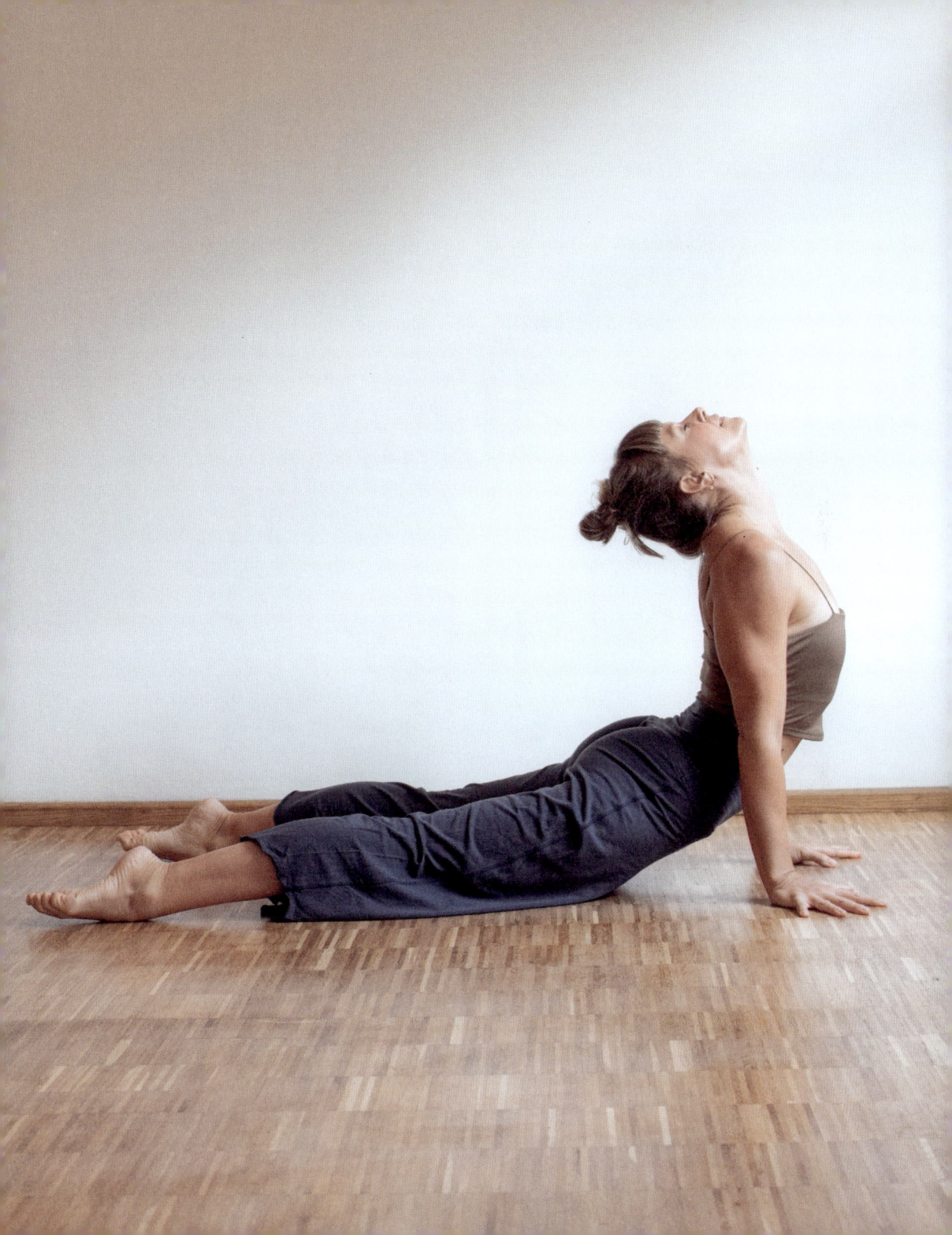

Das Yoga Sutra nach Patanjali

Patanjali war ein indischer Gelehrter und der Autor des Yoga Sutra, weshalb er auch als »Vater des Yoga« bezeichnet wird. Yoga Sutra bedeutet übersetzt ganz plakativ: »Leitfaden des Yoga«.

Es gilt vor allem im Westen als die wichtigste Schrift des Yoga, wurde aber in Indien lange Zeit nicht mehr beachtet. Erst durch die Kolonialisierung und Swami Vivekananda wurde das Yoga Sutra wieder bekannt. Ursprünglich hieß es auch nicht Yoga Sutra, sondern »Yoga Shastra« und wurde von Vyasa kommentiert, von dem viele Gelehrte denken, dass er Patanjali selbst gewesen sei. Wenn wir uns in diesem Buch mit den Sutren beschäftigen, ist auch hier eine kritische Betrachtung angebracht. Viele der heutigen Übersetzungen haben zum Beispiel nicht mehr viel mit dem Original zu tun.

Doch ist dieser Wandel der »ungenauen« Übersetzungen wirklich schlecht? Müssen wir uns in der eigenen Betrachtung dieses Werkes an die genauen Worte Patanjalis halten oder bleiben wir im Hier und Jetzt und räsonieren mit der zeitlosen Weisheit, die letztendlich oft zwischen den Zeilen zu finden ist? Wenn wir zum Beispiel die Bibel nehmen, so war die Übersetzung des Neuen Testaments von Martin Luther ins Deutsche eine Reform. Wachstum braucht Veränderung. So darf es auch Erläuterungen der Sutren geben, die sich auf das Hier und Jetzt beziehen und nicht zu kompliziert ausgedrückt sind, damit wir die yogische Weisheit in unseren modernen Alltag integrieren können.

Das originale Yoga Sutra wurde auf Sanskrit geschrieben. Sanskrit ist eine multidimensionale Sprache und hat in unterschiedlichen Kontexten mannigfaltige Bedeutungen. Für uns ist diese uralte Sprache mit Latein vergleichbar. Auch sie gilt als Sprache der Gelehrten und wird unter anderem für heilige Rituale in der christlichen Kirche verwendet, wie das Sanskrit im Hinduismus.

Ich möchte dir eine grobe Übersicht zum Yoga Sutra geben, damit du genug weißt, um dich auf das Abenteuer einzulassen, dich selbst mit dieser besonderen Schrift zu befassen. Im Detail werde ich in diesem Kapitel einige der bekanntesten Sutren und ein paar meiner persönlichen Favoriten aufführen. Letztendlich möchte ich dich einladen, eine Ausgabe des Yoga Sutra voller Neugierde aufzuschlagen und deine eigenen temporären Lieblinge oder »all-time favorites« zu entdecken, um einen eigenen Bezug herzustellen.

Sutra Facts

Patanjali verfasste die Sutren vermutlich zwischen 350 und 450 n. Chr. Es stellt Yoga als eines der sechs indischen philosophischen Systeme dar. Diese sind *Nyaya*, ein System der Logik und Erkenntnistheorie, das Methoden der Vernunft entwickelt, um Wahrheit und Befreiung von Täuschungen zu erreichen; *Vaisheshika*, ein naturwissenschaftlich orientiertes System, das die Welt als aus Atomen bestehend erklärt und die Naturgesetze als Mittel zur Erkenntnis und Befreiung betrachtet. *Samkhya*, ein dualistisches System, das *Purusha* (das bewusste Selbst) und *Prakriti* (die aktive Materie) unterscheidet, um durch diese Unterscheidung Befreiung zu erlangen. *Yoga*, ein praktischer Pfad, der Techniken zur Kontrolle des Geistes durch Meditation und Disziplin bietet, um das wahre Selbst von der materiellen Welt zu unterscheiden. *Purva Mimamsa*, ein System, das die Durchführung vedischer Rituale in den Mittelpunkt stellt und rituelle Handlungen als primären Weg zum spirituellen Wachstum sieht, und *Vedanta*, ein nondualistisches System, das die Beziehung zwischen *Brahman* (universelles Bewusstsein) und *Atman* (individuelle Seele) untersucht, um den Weg zur Befreiung zu lehren.

Das Yoga Sutra kommt nicht aus dem Vedanta, sondern ist ursprünglich ein Samkhya-Werk. Die Kapitel des Yoga Sutra werden *Pada* genannt, was übersetzt »Fuß« und im übertragenen Sinn »Kapitel« bedeutet. In jedem Kapitel gibt es mehrere *Sutren*, die wie ein Titel funktionieren und in der Erläuterung erklärt werden. Das Wort Sutra wird sowohl als Titel für das Gesamtwerk verwendet als auch für die einzelnen Aphorismen. Es gibt insgesamt 195 Sutren und vier Padas. Die vier Padas heißen: *Samadhi Pada* – Die Theorie des Geistes; *Sadhana Pada* – Die spirituelle Praxis; *Vibhuti Pada* – Die Ergebnisse der Yogapraxis; *Kaivalya Pada* – Die Befreiung.

Wie ist das Yoga Sutra zu lesen?

Es gibt zwei sehr unterschiedliche Herangehensweisen im Umgang mit dem Yoga Sutra. Die eine sagt, dass die vier Kapitel nicht aufeinander aufbauen. Man sagt, dass die Kapitel dieses Werkes für sich selbst bestehen und du so zum Beispiel das dritte Kapitel unabhängig vom ersten oder das vierte unabhängig vom zweiten usw. studieren kannst.

Innerhalb der anderen Betrachtung bauen die vier Padas sehr wohl aufeinander auf. Hier wird das erste Kapitel gleichgesetzt mit wichtigen Informationen für jemanden, der mit Yoga beginnt. Das zweite bezieht sich auf jemanden, der bereits ernsthaft praktiziert und das dritte ist für eher fortgeschrittene Yogis gedacht. Das vierte und letzte Pada verweist auf das Ziel: Die vollständige Befreiung. Demnach wird hier empfohlen, ein Kapitel nach dem anderen zu lesen.

Nun die wichtigste Frage von allen – welchen Impuls hast du? Bist du jemand, der gerne strukturiert vorgeht, mit dem Vorwort beginnt und dann Seite für Seite durcharbeitet? Oder magst du nach Gefühl vorgehen, das Buch intuitiv aufschlagen und das aufgetauchte Sutra wie eine Tarot-Karte als Botschaft behandeln, mit der du dich eingehend beschäftigst?

Es gibt hier kein richtig und falsch, da wir alle sehr unterschiedlich lernen! Manche Menschen lesen bei einem Buch zuerst die letzte Seite! Die Welt ist bunt. Sei dein eigenes Farbspektrum und probiere aus, welcher Zugang zu den Yogasutren für dich natürlich ist.

Die Reise beginnt!

Nachdem wir die Eckdaten des Yoga Sutra beleuchtet haben, möchtest du sicherlich etwas mehr erfahren. An dieser Stelle möchte ich dir deswegen eine kurze Übersicht zum Inhalt des jeweiligen Padas geben und dir ein paar beliebte Sutren daraus vorstellen. Das eigene neugierige Forschen, Lesen und Sinnieren möchte ich dir damit nicht abnehmen. Hoffentlich reichen diese Eindrücke als Teaser, damit du auf den Geschmack kommst!

1: Samadhi Pada – Die Theorie des Geistes

Das erste Kapitel (*Pada*) beschreibt mit 51 Versen (*Sutren*), wie der Geist funktioniert, wie wir lernen können, ihn zu kontrollieren, welche Hindernisse uns auf diesem Weg begegnen können, und benennt zudem den Zustand, wenn wir die Kontrolle über den Geist erlernt haben. Dieser Zustand wird *Samadhi* genannt – die vollständige Ruhe des Geistes. Da Yoga im alten Indien vor allem eine Praxis der Geistesschulung war, erklärt das erste Kapitel somit auch das Wesen vom Yoga.

Die ersten zwei Sutren sind sehr populär und werden am häufigsten in Yogastunden oder Workshops benannt.

Pada 1, Sutra 1

अथ योगानुशासनम्॥ १ ॥

Atha yoga-anuśāsanam ||1||

»Jetzt wird Yoga erklärt.«

In der traditionellen Übersetzung dieses Sutras wird die pragmatische Bedeutung benannt. Das erste Yoga Sutra bedeutet demnach im wahrsten Sinne des Wortes den Beginn des Yoga Sutra, in dem Yoga erklärt wird.

In der freieren Betrachtung, in der wir unsere eigenen Gedankengänge zulassen, kann sich dieses Sutra auf die Essenz des Yoga beziehen.

Yoga geschieht immer im Jetzt. Jetzt wollen wir üben. Jetzt ist der richtige bzw. der einzig wichtige Moment. Jetzt wird Yoga erklärt und praktiziert. Durch die Yogapraxis lernen wir, präsent zu sein. Ich atme ein, ich atme aus. Jetzt = *Atha*. Der bekannte Lehrmeister und Autor Eckhart Tolle hat es sehr treffend ausgedrückt:

»Ich bin nicht meine Gedanken, Emotionen, Sinneseindrücke und Erfahrungen. Ich bin nicht der Inhalt meines Lebens. Ich bin das Leben selbst. Ich bin der Raum, in dem alle Dinge passieren. Ich bin Bewusstsein. Ich bin das jetzt. Ich bin.«

Eckhart Tolle in seinem Buch Jetzt! Die Kraft der Gegenwart, J. Kamphausen Verlag, 1999

Ich stelle mir dieses Sutra vor wie ein Tor, durch das wir nun gemeinsam beim Lesen der Sutren schreiten. Kannst du dieses Tor auch sehen?

Pada 1, Sutra 2

योगश्चित्तवृत्तिनिरोधः॥२॥

Yogaś-citta-vṛtti-nirodhaḥ ||2||

»Yoga ist das Zur-Ruhe-Bringen der Gedanken im Geist.«

Jeder kennt ihn, den Monkey Mind. Und wenn du schon Yoga geübt hast, weißt du auch, wie ausgeglichen und zentriert man sich nach der Praxis fühlt. Es gibt einige Praktiken, die uns helfen, kreisende Gedanken zu besänftigen und zu unserer Mitte zurückzukommen.

Einige von uns gehen spazieren, andere spielen Fußball oder führen ein Gespräch mit Freunden. Im Yoga finden wir die Verbindung von *Asana* (physischer Körper) und *Prana* (energetischer Körper) schon allein dadurch, dass wir uns im Rhythmus des Atems bewegen. Der Geist darf sich in den entstehenden Flow oder in die Stille einer gehaltenen Asana hinein entspannen. Wir

landen im Hier und Jetzt auf unserem Me-
dikissen oder auf der Yogamatte, und unser Geist kommt zur Ruhe. Hier fließen das
erste und das zweite Sutra ineinander über,
genauer gesagt, sie bedingen sich.

Sobald wir während der Praxis doch aufs
Handy schauen und nicht im Hier und Jetzt
sind, an unsere To-do-Liste denken oder uns
mit anderen in der Yogaklasse vergleichen,
schlagen die Wellen unseres Geistes hoch.
Wenn dir dies geschieht, bewerte dich
nicht. Yoga bedeutet Achtsamkeit. Und
diese beginnt mit der Bewusstwerdung von
dem, was ist. Dazu gehört es auch, unseren Monkey Mind liebevoll anzunehmen
und dann Schritt für Schritt mehr in unserer
Mitte zu landen. In dem Moment, in dem

du beginnst, dich selbst zu beobachten, beginnt geistige Ruhe = *Nirodha*.

Das zweite Sutra erklärt, warum sich so
viele Menschen dem Yoga zuwenden, zu
meditieren beginnen und »auf der Suche«
sind. Gerade wenn wir schwere, leidvolle
Zeiten erlebt haben, tauchen früher oder
später Fragen auf wie: »Wer bin ich?«,
»Was ist meine wahre Natur?« und »Was
möchte ich beitragen?«. Da wir im normalen Alltagsbewusstsein jedoch nicht gelernt
haben, innezuhalten und zu beobachten,
kennen wir den Weg zu unserer Quelle
meistens noch nicht. Sobald wir beginnen,
schon allein bewusst auf unseren Atem zu
achten, kommen wir unserer wahren Natur
immer näher.

Pada 1, Sutra 3

तदा द्रष्टुः स्वरूपेऽवस्थानम्॥ ३॥

Tadā draṣṭuḥ svarūpe-vasthānam ||3||

»Dann ruht die Sehende in ihrer wahren Natur.«

Dieses Sutra ist im Grunde die Essenz dessen, wonach wir uns alle sehnen, nämlich
in Kontakt mit unserem wahren Selbst zu
sein und ein innerer Beobachter zu werden.
Der Begriff Drasta ist auch gleichzusetzen
mit dem Begriff Purusha (Seele oder reines
Bewusstsein).

Wenn wir einen langen Tag hatten und unser Nervensystem damit beschäftigt ist, all

die Sinneseindrücke, die wir aufgenommen
haben, zu verarbeiten, ist es bisweilen sehr
schwer, uns selbst zu spüren. Dann helfen
schon ein tiefer Atemzug und etwas Stille,
um wieder »anzukommen«.

Leider haben wir oft die Angewohnheit,
uns gerade, wenn wir eigentlich schon »voll
sind«, noch weiteren Sinneseindrücken aus-
zusetzen, wie zum Beispiel inhaltlich frag-

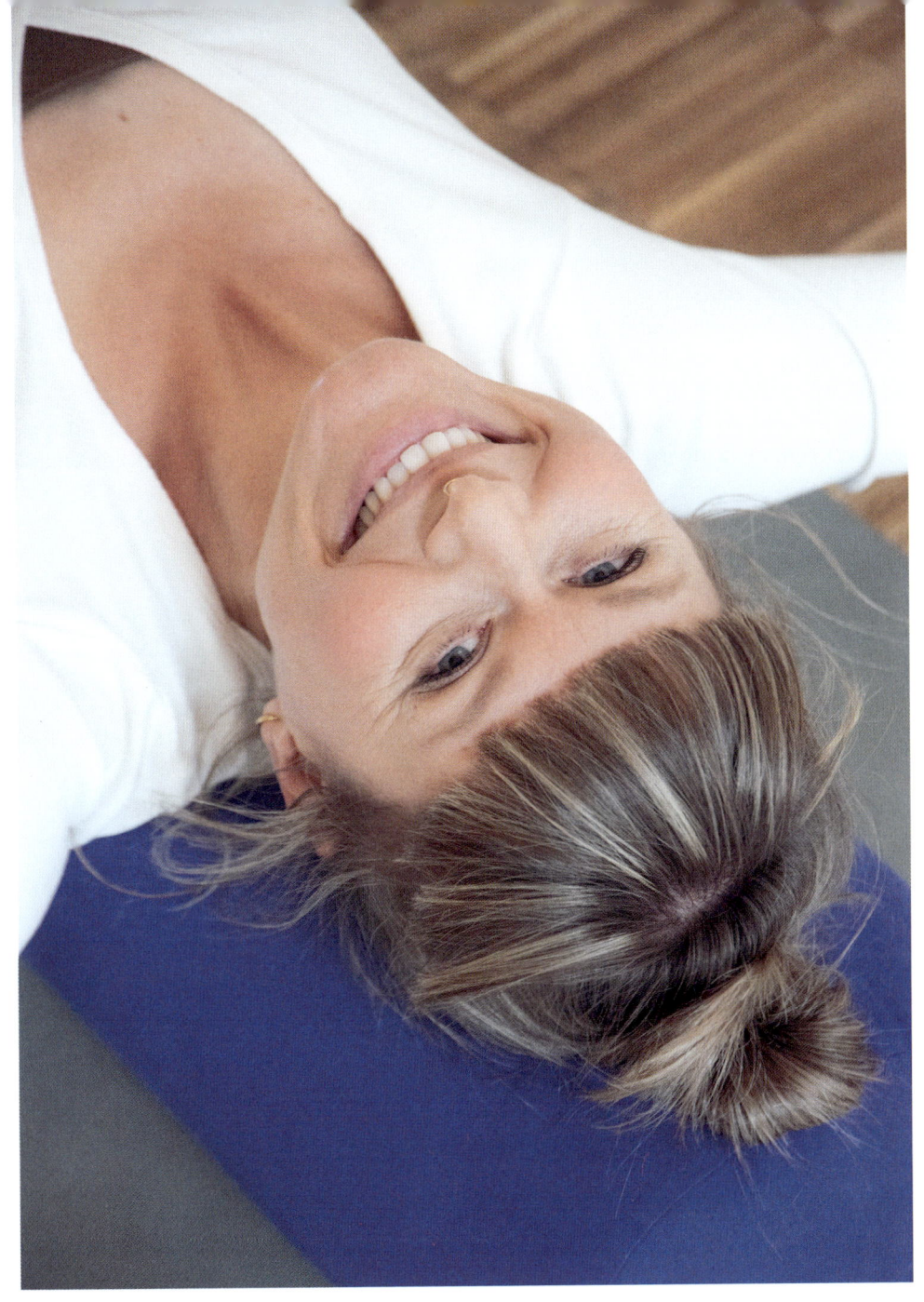

würdige Netflix-Serien zu konsumieren (I have been there). Dies hat Auswirkungen auf unser Gehirn, auf unser Nerven- und unser Immunsystem. Wenn wir konstant voll mit Informationen sind, kann unser Körper diese irgendwann nicht mehr verarbeiten. Deshalb wird der Zustand der Meditation, in dem wir zum Beobachter oder zur Beobachterin werden, auch mit Leere (*Shunyata*) verglichen. In diesem Moment »sind wir« unsere wahre Natur.

Doch bedeutet dieses Sutra für mich persönlich auch, dass wir natürlich und authentisch sein dürfen, wenn wir uns auf die Yogamatte setzen. Viel zu oft sind die Erwartungen an uns selbst die größten Hindernisse. Um in Kurt Cobains Worten zu sprechen: *Come as you are!*

Natürlichkeit bedeutet für mich, dass wir jetzt bereits gut und genug sind. Auch innerhalb unserer menschlichen Imperfektion! So wie die Natur. Die Natur bewertet nicht, sondern ist. Wenn ich mich selbst nicht bewerte, bin ich frei.

Pada 1, Sutra 5

वृत्तयः पञ्चतय्यः क्लिष्टाक्लिष्टाः॥५॥

Vṛttayaḥ pañcatayyaḥ kliṣṭākliṣṭāḥ ||5||

»Es gibt fünf Arten der Geistesbewegung.
Alle können sowohl leidvoll als auch nicht leidvoll sein.«

Dieser Vers steht einerseits für unsere unterschiedlichen Arten der Wahrnehmung als auch für den Umstand, dass wir letztendlich bestimmen können, ob wir eine Situation als leidvoll oder nicht einstufen.

»Wir sehen die Dinge nicht, wie sie sind,
wir sehen sie so, wie wir sind.«

aus dem Talmud

Interessanterweise erwähnt Patanjali hier keine freudvollen Gedanken. Er geht davon aus, dass Freude (*Ananda*) nur im Selbst existiert. Freude ist unsere Essenz und von den Gedankenwellen unabhängig.

Wenn wir uns den unterschiedlichen Arten der Geistesbewegung zuwenden, ist es gut, das Wort *Vritti* (Geistesbewegung) näher zu beleuchten, da es sowohl Gedanken als auch Gefühle mit einschließt. Wenn wir demnach an etwas denken – nehmen wir mal das Wort »Sonne« –, dann erweckt der Gedanke eine entsprechende Emotion. In diesem Fall vielleicht Freude oder Wärme. Das Wort »Streit« erweckt eine andere. Gedanken und Gefühle bedingen sich also.

Möchtest du lernen, leidvolle Gemütszustände zu transformieren, kannst du dies erreichen, indem du deine Gedanken und Gefühle zu lesen lernst und sie mit Geistesschulung in eine konstruktive Richtung lenkst. Je mehr wir demnach lernen, bewusst »an die Sonne« zu denken (die ja immer da ist, auch wenn es mal bewölkt ist), desto positiver werden auch unsere Gedanken. Dies braucht Zeit, Disziplin und Hingabe.

Pada 1, Sutra 9

शब्दज्ञानानुपाती वस्तुशून्यो विकल्पः॥९॥

Śabda-jñāna-anupātī vastu-śūnyo vikalpaḥ ||9||
»Vorstellungen basieren nur auf Projektionen,
nicht auf dem Kontakt mit der Wirklichkeit.«

In diesem Sutra geht Patanjali auf die Notwendigkeit ein, einen kritischen Geist zu haben und Informationen, Worte und die eigenen Vorstellungen auf ihren Wahrheitsgehalt zu überprüfen.

Sicher kennst du den Umstand, dass du in Bezug auf einen Menschen gewisse Vorstellungen, Spekulationen oder manchmal gar Vorurteile hast, ohne wirklich zu wissen, ob diese zutreffen. Solche Vorurteile können wir auch gegenüber uns selbst haben. Wir sprechen hier von *Avidya* (Nichtwissen), da wir es letztendlich nicht wissen und durch unsere auf Unwissen aufbauende Projektion Leid entsteht.

Patanjali lädt mit diesem Sutra ein, einen kritischen Geist zu haben und der Wahrheit auf den Grund zu gehen. Egal ob es sich um zwischenmenschliche Beziehungen handelt, in denen du bei einer Verwirrung auf den Betreffenden zugehst und nachfragst, wie es denn wirklich ist, oder um Informationen in den sozialen Medien, bei denen es sehr wichtig ist, nicht alles zu glauben und entsprechend auszusortieren.

In den Yogasutren, bedeutet *Vikalpa* jedoch auch Zweifel und Wort-Irrtum. Ich denke, dass es durchaus gut ist, eben nicht alles zu glauben, sondern auch gesund zu zweifeln. Und sei es an unseren eigenen Gedanken, insbesondere wenn diese negative Gefühle hervorrufen. Zum Beispiel kann ich bei einem freundschaftlichen Necken eines mir nahestehenden Menschen etwas Negatives hineininterpretieren. Ich kann jedoch auch von einem gesunden Selbstwert ausgehen, den negativen Inhalt anzweifeln und die liebevolle Haltung meines Gegenübers darin erkennen.

»Zweifle an allem.
Finde dein eigenes Licht.«

Gautama Buddha

Ich möchte gerne anmerken, dass dies alles andere als einfach ist. Wir sind stark geprägt von Erfahrungen aus der Vergangenheit und können deshalb negative Glaubenssät-ze nicht »einfach austauschen«. Manchmal braucht man dafür auch Unterstützung von einem Freund, Coach oder auch einem Therapeuten. Es zeugt demnach von in-nerer Stärke, um Unterstützung zu bitten, wenn du bei einem negativen Glaubens-satz, der eine Projektion hervorruft, nicht weiterkommst.

Pada 1, Sutra 12

अभ्यासवैराग्याभ्यां तन्निरोधः॥१२॥
Abhyāsa-vairāgya-ābhyāṁ tan-nirodhāḥ ||12||
»Durch stete Übung und Verhaftungslosigkeit
gelangen wir zur Ruhe im Geiste.«

In diesem Sutra wird aufgezeigt, dass der geistige Frieden, nach dem wir uns alle sehnen, Hingabe und Disziplin erfordert. Es braucht wie beim Erlernen einer schwie-rigen Asana Wiederholung und Übung. Manchen fällt dies einfacher als anderen und ist bedingt durch deine Ausgangssitu-ation. Wenn du zum Beispiel in einem yogi-schen Haushalt aufgewachsen bist, wird es dir eventuell etwas leichter fallen. Dennoch wird niemand den Zustand von *Nirodha* (= geistige Ruhe) erreichen, ohne regelmäßig zu praktizieren. Der Weg ist demnach das Ziel und schließt Phasen von Leichtigkeit, Erfolg, aber auch Langeweile und Frustrati-on mit ein. *Vairagya* (= Losgelöstheit) meint hier, auch von dem Ergebnis des Übens losgelöst zu sein und die Praxis nicht zu bewerten. Vairagya bedeutet jedoch auch das Loslassen von der Vorstellung, dass uns Wunscherfüllung dauerhaft glücklich macht. Wir verschwenden unglaublich viel geistige Energie, indem wir immer neu ent-stehenden Wünschen hinterherrennen. Das Zur-Ruhe-Kommen des Geistes führt zur Erkenntnis, dass wir bereits angekommen sind und dass das Paradies zu jeder Zeit in uns selbst liegt.

In Pada 1, Sutra 19 räumt Patanjali jedoch ein, dass es auch Menschen gibt, denen der Zugang zu Nirodha angeboren ist. Sie kom-men bereits mit einem zentrierten, positiven Geist auf die Welt. Da dies jedoch nicht die Mehrheit an Menschen ausmacht, bleibe ich mal bei dem, was für die meisten von uns angesagt ist: Lasst uns also etwas Arbeit in unser Glück investieren!

2: Sadhana Pada –
Die spirituelle Praxis

Das zweite Pada geht mit 55 Sutren ganz konkret auf die spirituelle Praxis (*Sadhana*) ein. Es zeigt die Ursachen des Leidens (*Kleshas*) auf, die uns in eine geistige Isolation führen und wie wir diese konkret transformieren können in das heilende Einheitsgefühl von *Samadhi* (der Zustand der reinen Erkenntnis). Gleichzeitig wird jedoch auch hervorgehoben, dass es keine Abkürzungen gibt und die Praxis einer klaren Unterscheidungskraft und Hingabe bedarf.

Wir finden folgende wichtige Themen im zweiten Kapitel:

▎ Das Kriya-Yoga: Tapas, Svadhyaya und Ishwara Pranidhana (= Selbstdisziplin, Selbststudium und die Hingabe an etwas Höheres)
▎ Die Kleshas: Die fünf Ursachen von Leiden
▎ Die drei Gunas: Sattva, Rajas und Tamas (= Licht/Reinheit, Aktivität und Trägheit)
▎ Die ersten fünf Stufen des Achtgliedrigen Pfades: Yamas, Niyamas, Asana, Pranayama, Pratyahara.

Das erste Sutra kann als Überschrift für das gesamte zweite Kapitel verstanden werden. Es beschreibt die drei Qualitäten, von denen jede Yogapraxis geprägt sein sollte.

Pada 2, Sutra 1

तप: स्वाध्याय श्वरप्रणधिानानि क्रियायोगः ॥१॥

Tapaḥ svādhyāy-eśvarapraṇidhānāni kriyā-yogaḥ ||1||

»Disziplin, Selbststudium und die Hingabe an Gott machen das Yoga des Handelns aus (Kriya Yoga).«

Tapas, *Svadhyaya* und *Ishwara Pranidhana* sind die letzten drei *Niyamas* aus dem achtfachen Yogapfad. Die Disziplin (*Tapas*) lässt uns regelmäßig praktizieren. Das Selbststudium (*Svadhyaya*) hilft uns, ein tieferes Verständnis von uns selbst zu erlangen, und die Hingabe an das Göttliche (*Ishwara Pranidhana*) verhindert, dass wir unser Ego

profilieren, sobald die Praxis Früchte trägt. Du findest eine eingehendere Beschreibung dieser drei wichtigen Aspekte ab Seite 104. Egal für welchen Yogastil wir uns entscheiden – *Iyengar*-, *Jivamukti*-, *Anusara*-, *Yin Yoga* –, diese drei Eigenheiten funktionieren im Yoga wie eine Art Qualitätssicherung und können als solche in unsere Praxis integriert werden. Du kannst dich regelmäßig fragen: »Wie diszipliniert bin ich zurzeit?«, »Kann ich mir durch das Selbststudium mal wieder etwas mehr begegnen und dadurch wichtige Antworten erlangen?« oder »Könnte mein Ego gerade mal wieder eine Portion an Hingabe an etwas Höheres, an das Leben selbst, vertragen?«

Gleichzeitig ist Kriya Yoga als Yoga des Handelns wunderbar für alle Menschen, die eine sehr geerdete Praxis brauchen. Es ist eine einfache und pragmatische Herangehensweise, die auch für Anfänger sehr gut geeignet und leicht zu verstehen ist. Du folgst hier klaren Vorgaben und Ansagen wie zum Beispiel: »Mache jeden Morgen *Neti* (yogische Nasenspülung), vier Runden Sonnengruß, 10 Minuten sitzende Meditation und einen Tagebucheintrag.« Der Fokus liegt noch nicht auf der komplexen Geistesschulung, wie im vierten Kapitel beschrieben, führt dich jedoch genau dorthin.

Wenn wir etwas regelmäßig tun, ist es wichtig, immer wieder unsere Intention darin zu hinterfragen. Warum tun wir etwas? Das Ziel von Kriya-Yoga erklärt das folgende Sutra:

Pada 2, Sutra 2

समाधिभावनार्थः क्लेश तनूकरणार्थश्च ॥२॥

Samādhi-bhāvana-arthaḥ kleśa tanū-karaṇa-arthaś-ca ||2||

»Ziel dieses Yogas ist, das Leiden zu vermindern, damit Samadhi (= der Zustand der reinen Erkenntnis und Verbundenheit) erreicht werden kann.«

Der Körper folgt bekanntlich dem Geist. Um eine Motivation zu spüren, brauchen wir ein klares Ziel, auf das wir unseren Geist ausrichten. Häufig sind neue Ziele, die wir uns setzen, von leidvollen Erfahrungen inspiriert, da wir uns erst durch das Leiden nach Heilung und Veränderung sehnen. Im Umkehrschluss bedeutet dies auch, dass erst wenn wir seelische Blockaden gelöst haben, wir unsere Ziele wirklich klar beurteilen können. Daher haben die *Kleshas* (= unsere unbewussten, inneren Neigungen) und die daraus entstehenden leidvollen Spannungen wichtige Funktionen. Das Leid motiviert uns, etwas zu verändern, zu wachsen und voranzuschreiten. Wir praktizieren Yoga, um den Geist zu schulen, negative Gedankenwellen und Verhaltensmuster zu transformieren und uns in Verbundenheit zu verankern.

Auch wenn das Yoga Sutra einen klaren Fokus auf die Entwicklung unseres Geistes legt, so macht es durchaus Sinn, erst einmal bei unserem Körper zu beginnen.

Denn je weniger Schmerzen, Verspannungen und Blockaden unser Körper hat, desto klarer können wir denken und umso positiver ist unsere innere Haltung. Im Hatha Yoga bedeutet Kriya Yoga deshalb auch die Reinigung des Körpers durch sechs unterschiedliche Reinigungstechniken, genannt *Shatkriyas*

- *Tratak*, die Reinigung der Augen durch den Fokus auf eine Kerzenflamme
- *Neti*, die Reinigung der Nase durch eine Nasendusche mit Salzwasser oder mit einem Baumwollfaden

- *Kapalabhati* – ein Pranayama, die Reinigung der Lunge
- *Dhauti*, die Reinigung des Magens
- *Nauli*, die Reinigung des Dünndarms
- *Basti*, die Reinigung des Enddarms

Leider sprengt die Beschreibung der einzelnen Kriyas die Kapazität dieses Buches, aber ich empfehle – sollte dies spannend für dich sein – dir als Quelle, die *Hatha Yoga Pradipika* von Muktibodhananda Swami im Verlag der Bihar School of Yoga zu Rate zu ziehen. Die Einweisung durch einen Lehrer macht außerdem hochgradig Sinn.

In der Reihenfolge des Yoga Sutra folgen nun die Sutren, in denen die *Kleshas* erklärt werden. Da dies ein so reichhaltiger Teil ist, möchte ich ihnen ein eigenes Kapitel widmen. Du kannst gern einfach weiterlesen und noch andere spannende Sutren aus dem 2. Pada kennenlernen oder – wenn du neugierig geworden bist – einfach schon mal einen Abstecher zum 4. Kapitel dieses Buches mit dem Titel »Schattenarbeit« machen.

Eins meiner persönlichen Lieblingssutren im zweiten Pada, und deshalb auf meinem rechten Arm tätowiert, ist:

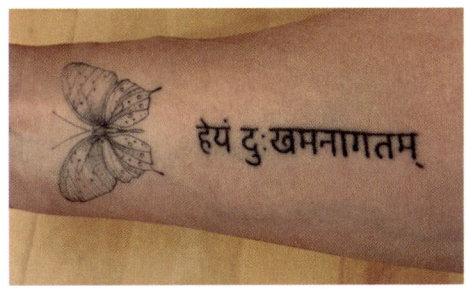

Pada 2, Sutra 16

हेयं दुःखमनागतम् ॥१६॥

Heyaṁ duḥkham-anāgatam ||16||

»Zukünftiges Leid kann und sollte vermieden werden.«

Dieses Sutra erinnert uns an die Gabe, aus leidvollen Erfahrungen zu lernen. Wenn du einmal einen ganzen Kuchen statt nur ein, zwei Stücke gegessen hast, weißt du, dass du davon höchstwahrscheinlich Bauchschmerzen bekommst. In Anwendung dieses Sutras würdest du demnach beim nächsten Kuchen nur ein oder zwei Stücke genießen und die anderen Stücke doch eher teilen. Hast du einmal einen geliebten Menschen betrogen, weißt du, dass es nicht nur diese Person verletzt, sondern immer auch dich selbst. Wir kreieren *Dukha* (Leid) durch unser Verhalten.

Wir können *Heyam duhkham anâgatam* wie eine Affirmation oder, wenn wir mehr Kraft brauchen, wie einen Schlachtruf verwenden, wenn wir kurz davor stehen, eine Dummheit zu begehen. Auch um Rat oder Hilfe zu bitten, kann helfen, zukünftiges Leid zu vermeiden.

Patanjali beschreibt hier einen gesunden Reifeprozess. Wir lernen nicht einfach nur aus unseren Fehlern, sondern wir entwickeln auch eine gewisse Weitsicht, mit der wir vorausschauend destruktive Verhaltensweisen vermeiden können. Sicher braucht man dafür kein Yogi zu sein. Es reicht auch, ein natürlich reifender Mensch mit dem Herzen am rechten Fleck zu sein. Die Yogapraxis und insbesondere die Meditation hilft dir einfach, die Lücke zwischen Trigger (Lust auf Kuchen) und deiner Reaktion darauf (ein Stück oder fünf zu essen) bewusst wahrzunehmen, einen tiefen Atemzug zu nehmen und aufbauend auf deiner vorherigen Erfahrung dieses Mal eine Entscheidung zu treffen, die Schmerzen für dich und andere vermeidet. Viktor Frankl drückt es in einem Zitat sehr treffend aus:

»Zwischen Reiz und Reaktion liegt ein Raum. In diesem Raum liegt unsere Macht zur Wahl unserer Reaktionen. In unserer Reaktion liegen unsere Entwicklung und unsere Freiheit.«

Viktor Frankl (Neurologe und Psychiater, 1905-1997)

Aber warum gibt es denn überhaupt leidvolle Erfahrungen im Leben? Eine Idee dazu finden wir in Sutra 18.

Pada 2, Sutra 18

प्रकाशक्रियास्थितिशीलं भूतेन्द्रियात्मकं भोगापवर्गार्थं दृश्यम् ॥१८॥

Prakāśa-kriyā-sthiti-śīlaṁ bhūtendriya-ātmakaṁ bhoga-apavarga-arthaṁ dṛśyam ||18||

»Das Gesehene, das aus den Qualitäten der Natur (die 3 Gunas: Reinheit, Aktivität und Trägheit) besteht, wird wahrgenommen in einer Korrelation der Elemente mit den Sinnesorganen. Es existiert zum Zweck der Lebenserfahrung und der Befreiung.«

Es geht in diesem Sutra weitestgehend um das Bewusstsein der Veränderung, die Veränderung der Natur, von der wir ein Teil sind, was dazu führt, dass auch alles, was wir wahrnehmen, sich konstant verändert. In Bezug auf die Gunas tritt diese Veränderung in einer stetig wechselnden Kombination dieser drei Qualitäten auf. Konkret kann es zum Beispiel bedeuten, dass du eine Situation komplett anders wahrnimmst, wenn du selbst müde und erschöpft bist (= Trägheit) oder gerade ausgeschlafen und frisch bist. Ich spüre diesen Unterschied immer sehr stark, nachdem ich meditiert habe und dadurch Ruhe im Geist spüre (= Licht/Reinheit). Es ist dann in Konfliktsituationen wesentlich leichter, das eigentliche Wesen der Situation zu erkennen und darauf – wenn überhaupt – konstruktiv zu reagieren. Dasselbe gilt für andere Menschen, die

dir begegnen. Wenn sie versuchen, dir in einer gestressten inneren Haltung etwas mitzuteilen (= Aktivität), kann es gut sein, dass du den wahren Inhalt der Botschaft nur schwer oder gar nicht vernimmst. Atmet dieser Mensch jedoch einmal tief durch und nimmt sich die Zeit, achtsam zu kommunizieren, kann etwas Wundervolles durch diesen Dialog entstehen.

Wenn wir uns der steten Veränderung der *Gunas*, die mit unserer Wahrnehmung in Wechselwirkung stehen, bewusst werden, müssen wir nicht mehr an Konzepten und Ideen festhalten. Wir können dann mehr und mehr das eigentliche Wesen der Dinge und Situationen erkennen. Daraus lernen wir auch, dass leidvolle Situationen Lebenserfahrungen sind, aus deren Wunden wir Schätze der Weisheit und des Mitgefühls entwickeln können.

Pada 2, Sutra 21

तदर्थ एव दृश्यस्यात्मा ॥२१॥

Tadartha eva dṛśyasya-ātmā ||21||

»Das Gesehene existiert nur für den Sehenden.«

33

Es ist der Sinn eines Objektes, wahrgenommen zu werden. Nur wenn wir etwas sehen, wissen wir von seiner Existenz. Ohne uns verbrannt zu haben, wissen wir nicht, was Hitze bedeutet. Schokolade muss also gegessen werden, damit sie existiert. Das Objekt hat in diesem Sinne keinen Selbstzweck. Es geht um dessen Erfahrbarkeit für das Bewusstsein.

Ich interpretiere auch immer gerne das Thema der Sichtbarkeit in dieses Sutra hinein. Wenn wir uns selbst als das Gesehene verstehen, so sind wir erst existent, wenn wir gesehen werden. Auch wenn ich uns nicht als Objekte ohne Selbstzweck sehen möchte, so findet sich in dieser Betrachtung viel Wahrheit. Häufig haben wir eine tiefe Selbsterkenntnis, wenn ein anderer Mensch uns wirklich sieht oder wenn wir uns gesehen fühlen. Ein tiefes Gespräch, bei dem wir einander zuhören, ein konstruktives Feedback oder eine Coaching Session können uns dadurch eine neue Selbstwahrnehmung schenken.

Darauf aufbauend ist es hilfreich, dich zu fragen: Bin ich für andere sichtbar? Für wen möchte ich überhaupt sichtbar sein und wenn ja, wie zeige ich mich? Wie möchte ich gesehen werden? Gelingt es mir, mich authentisch zu zeigen, damit mein wahres Selbst erkennbar ist?

Das beste Beispiel, das ich dazu geben kann, ist ein persönliches: Seit einigen Jahren habe ich mich vor allem upside-down, in mehreren Handstand-Variationen gezeigt. Auf Social Media, in Magazinen und auf Urlaubsfotos. Die meisten Menschen kennen mich als die »Handstandqueen«. Ich liebe die Praxis und das Unterrichten von Handstand nach wie vor sehr. Doch weiß ich auch, dass ich noch mehr bin als die »Handstand-Lucie«! Damit auch andere Menschen dies sehen können, muss ich mich jedoch mit meinen anderen Anteilen zeigen. Um gesehen zu werden, müssen wir mutig sein. Wir entscheiden, wann und wie das geschieht. Es nicht zu tun, ist, wie einen Vogel im Käfig zu lassen. Wenn wir also merken, dass wir uns nicht mehr authentisch fühlen, liegt es an uns, unser wahres Selbst zu zeigen. Welche schlummernden Anteile gibt es noch in dir, die sich wünschen, gesehen zu werden?

Pada 2, Sutra 22

कृतार्थं प्रतिनष्टं प्यनष्टं तदन्य साधारणत्वात् ॥२२॥

Kṛta-arthaṃ prati-naṣṭam-apy-anaṣṭaṃ tat-anya-sādhāraṇatvāt ||22||

»Für den, der das Ziel erreicht hat, löst sich das Gesehene auf. Da es jedoch allen zugänglich ist, behält es für die anderen seine Gültigkeit.«

Je mehr wir in unserem Selbst verankert sind, desto weniger sind wir abhängig von der wechselseitigen Dynamik von Sehen und Gesehen werden. Wenn wir zum Beispiel erkannt haben, dass unser Selbst unabhängig von unserem Geschlecht existiert, brauchen wir keine Bestätigung oder Identifizierung mehr. Rollenbilder lösen sich auf. Dieses Sutra schafft ein Verständnis dafür, warum es für Menschen eine wichtige Realität ist, sich mit dem Gesehenen zu identifizieren. Zum Beispiel das Konzept Haus, Hund und Auto. Wenn wir diese Errungenschaften verlieren sollten, gehen wir sehr wahrscheinlich durch eine schmerzvolle Phase. Es birgt aber auch die Chance der Erkenntnis, dass wir nach dem Verlust immer noch da sind. Dass unser Wesenskern unangetastet bleibt, weshalb wir uns stetig wandeln und wachsen können.

Jeder Mensch, jedes Wesen lernt in seinem eigenen Tempo. Es ist wichtig, dass wir das Tempo der anderen nicht beurteilen. Aber wir können da sein, wenn jemand bereit ist, sich zu wandeln und über die Identifikation z.B. über das Auto oder über einen Job hinauszuwachsen. Wir können Vorbild sein. Ich möchte damit übrigens nicht sagen, dass wir kein Auto oder Haus mehr besitzen sollten. Diese Dinge sind natürlich sehr praktisch. Es geht darum, dass es uns nicht mehr aus den Schuhen holt, sollte das Auto einen Kratzer bekommen. Das Auto existiert einfach als Nutzgegenstand. Wir stellen das Auto nicht mehr auf unser Profilfoto bei der Dating-App, wenn wir uns nicht mehr damit identifizieren.

Wenn du jetzt dein Auto liebst – genieße es. Tue es im Wissen, dass sich alles wandelt. Wenn diese Veränderung eintritt, beobachte, was bleibt; was wesentlich ist.

Ein weiteres Beispiel ist das Älterwerden. Viele Menschen erleben, dass sie mit zunehmendem Alter ruhiger werden und der innere Geltungsdrang nachlässt. Eine innere Weisheit stellt sich ein und wir erkennen, dass das Wichtigste nicht die Anhäufung materieller Güter ist oder die Likes auf Instagram, sondern die Menschen in unserem Leben und die Momente, in denen wir Nähe und Verbundenheit erleben. Nach Patanjali ist es die wichtigste Aufgabe eines Yogis, den Unterschied zwischen Sehenden und Gesehenem zu erkennen. Das Gesehene ist das Vergängliche, das Weltliche – auch *Prakriti* genannt. Der Sehende ist unser wahrer Wesenskern *(Purusha)*.

Traditionell betrachtet, sagt Patanjali, dass sich das Gesehene für uns auflöst, wenn all unser Karma aufgebraucht ist. Dies ist das »Absolute«, das »Dogmatische«, was uns häufig beim Lesen der alten Schriften abschreckt. Die Erfahrung hat mich gelehrt, dass wenn wir den Yogapfad beschreiten, wir diese Auf- bzw. Loslösung von dem Gesehenen Schritt für Schritt in einem natürlichen Rhythmus erleben können. Ganz entspannt erleuchtet quasi.

Pada 2, Sutra 23

स्वस्वामिशक्त्योः स्वरूपोप्लब्धिहेतुः संयोगः ॥२३॥

Svasvāmi-śaktyoḥ svarūp-oplabdhi-hetuḥ saṁyogaḥ ||23||

»Durch die Verbindung des Sehenden mit dem Gesehenen kann das wahre Wesen und die Kraft beider wahrgenommen werden.«

Im Grunde beschreibt dieses Sutra das Leben selbst. Diesen fortwährenden Kreislauf aus Verbindung und Loslassen, aus Einlassen und Weitergehen. Wir leben, wir leiden, wir heilen, wir lernen. Auf der einen Seite braucht unser wahres Selbst (*Purusha*) die materielle Welt (*Prakriti*), um ein Spielfeld der menschlichen Erfahrung zu haben. Und gleichzeitig bedeutet Weisheit das Erkennen, dass wir in unserer Essenz von der materiellen Welt, die dem konstanten Wandel unterliegt, losgelöst sind.

Die Kraft beider wahrzunehmen, heißt, diese anzuerkennen, denn letztendlich haben sie denselben Ursprung – Wie zwei Atome, die umeinander tanzen und sich je nach Lebensphase abstoßen oder ineinander verschmelzen. Im Yoga nennen wir diesen Tanz *Lila* (das göttliche Spiel).

Mit Beginn des 27. Sutra wird erklärt, wie wir uns durch das Spiel des Lebens achtsam und voller Präsenz hindurchnavigieren können. Als Unterstützung bekommen wir dafür hilfreiche Leitlinien zur Seite.

Pada 2, Sutra 27

तस्य सप्तधा प्रान्तभूमिः प्रज्ञ ॥२७॥

Tasya saptadhā prānta-bhūmiḥ prajña ||27||

»Der letzten Stufe der Erkenntnis des achtgliedrigen Yogapfades gehen sieben Stufen voraus.«

So wie ein Baum, der zu Beginn seine Wurzeln in die dunkle Erde schlägt, um ein starkes Fundament zu schaffen und seine Äste gen Himmel zu strecken, so müssen wir zuerst eine stabile Yogapraxis kultivieren, bevor wir Früchte ernten. Diese Frucht ist

im Yoga die Befreiung des Geistes und stellt sich ein, wenn wir die vorhergehenden sieben Stufen üben und dadurch entsprechende Qualitäten kultivieren. Diese insgesamt acht Stufen bauen aufeinander auf und bedingen einander. Es handelt sich um einen

Prozess und nicht um etwas, was wir von heute auf morgen erreichen. Aber es darf auch Freude bereiten: Die Schatzsuche nach unserer wahren Natur!

Ab dem 29. Sutra geht es dann um genau diesen achtfachen Yogapfad, dem *Ashtanga*. Auch dieser ist so umfangreich und interessant, dass ich ihm gern ein eigenes Kapitel widmen möchte (siehe S. 88)

3: Vibhuti Pada – Die Ergebnisse der Yogapraxis

Im dritten Pada geht es vor allem um die letzten drei Stufen des achtfachen Pfades und ihre Auswirkungen.

▌ *Dharana* = Konzentration
▌ *Dhyana* = Meditation
▌ *Samadhi* = Überbewusstsein

Dieses kraftvolle Dreiergespann reinigt den Geist und kultiviert durch eine regelmäßige, fortgeschrittene Praxis gewisse Fähigkeiten (*Siddhis*). Es wird im dritten Pada auch behandelt, wie diese Fähigkeiten eine Ablenkung vom eigentlichen Pfad sein können. Es geht also um die Innenkehr, das Erkennen der eigenen Superkräfte und einen bewussten Umgang damit.

Der Beginn des dritten Kapitels vollendet den achtfachen Yogapfad mit seinen letzten drei Stufen: Dharana, Dhyana und Samadhi. Du findest ihre detaillierte Erläuterung in diesem Kapitel.

Um die einkehrende Ruhe im Geist durch eine regelmäßige Meditationspraxis geht es im folgenden Sutra.

Pada 3, Sutra 10

तस्य प्रशान्तवाहिता संस्कारात्॥१०॥

Tasya praśānta-vāhitā saṁskārāt ||10||

»Der Fluss der Gedanken wird durch das wiederholte Üben ruhig.«

In Kapitel 3 geht Patanjali davon aus, dass der Yogi schon eine Weile praktiziert. Wenn das bei dir so ist, wirst du die Früchte der Praxis bemerken. Der Geist wird dauerhaft ruhiger und stabiler. Du musst nicht in jeder Yogasession »von vorne beginnen«, sondern nimmst wahr, wie dein Geist an das bereits Gelernte ansetzt. Wir kultivieren durch das regelmäßige Üben einen Fokus, der Weite im Geist einlädt, uns mit innerer Stille verbindet und Hoffnung schenkt. Es ist jedes Mal wie ein »Nach-Hause-Kommen«. Je mehr Zeit wir zuhause verbringen, desto besser lernen wir es kennen. Für mich persönlich ist es jedes Mal ein Segen, wenn ich nach einem langen Tag in meiner Meditation sitze und meine Asanapraxis genieße. Alles fällt an seinen Platz, die Gedankenwellen kommen zur Ruhe. Ich bin zuhause in mir.

Wenn wir von unserem Inneren als ein Zuhause sprechen, so möchte ich dort ebenso regelmäßig die Fenster öffnen und frische Blumen auf den Tisch stellen. Wie das geht, umschreibt das nächste Sutra.

Pada 3, Sutra 23

मैत्र्यादिषु बलानि॥२४॥

Maitry-adiṣu balāni ||23||

»Durch Meditation auf die Liebe und andere positive Eigenschaften entstehen die entsprechenden Kräfte.«

Die Forschungen darüber, wie viele Gedanken pro Tag durch unseren Kopf strömen, gehen von 6.000 bis 80.000 weit auseinander. Wo sich die Studien jedoch einig sind, ist der Fakt, dass die meisten unserer Gedanken unbewusst sind und den wesentlich größeren Anteil die negativen Gedanken ausmachen. Bei Stress geht der Anteil unserer negativen Gedanken weiterhin steil nach oben.

In 2005 hat die National Science Foundation (www.nsf.gov) in einer Studie herausgefunden, dass wir pro Tag 12.000 – 60.000 Gedanken haben und ca. 80 % von ihnen negativ sind. Auf der einen Seite gibt uns diese Aussage das Wissen, dass es normal ist, nicht immer happy zu sein und dass wir damit nicht alleine sind. Mir ist ganz wichtig zu betonen, dass es nicht um eine Bewertung negativer Gedanken (gut/schlecht) geht. Dadurch würden wir diese nur verstärken und inneren Druck aufbauen. Der erste Schritt zur Wandlung ist immer das Erkennen. In den weiteren Schritten lernen wir dann, achtsamer mit uns selbst und anderen zu sein.

Die Geistesschulung des Yoga hilft uns dabei. Wir lernen, den Geist aktiv auszurichten und so Gedanken zu kultivieren, die konstruktiv und nicht negativ sind.

Stell dir eine Welt vor, in der jeder Mensch in der Lage ist, seine Gedanken zu beobachten und bewusst zu wählen, welche er davon kultiviert. Wie sähe diese Welt aus? Wie sähe deine Welt aus, wenn du dir selbst liebevollere Gedanken widmest?

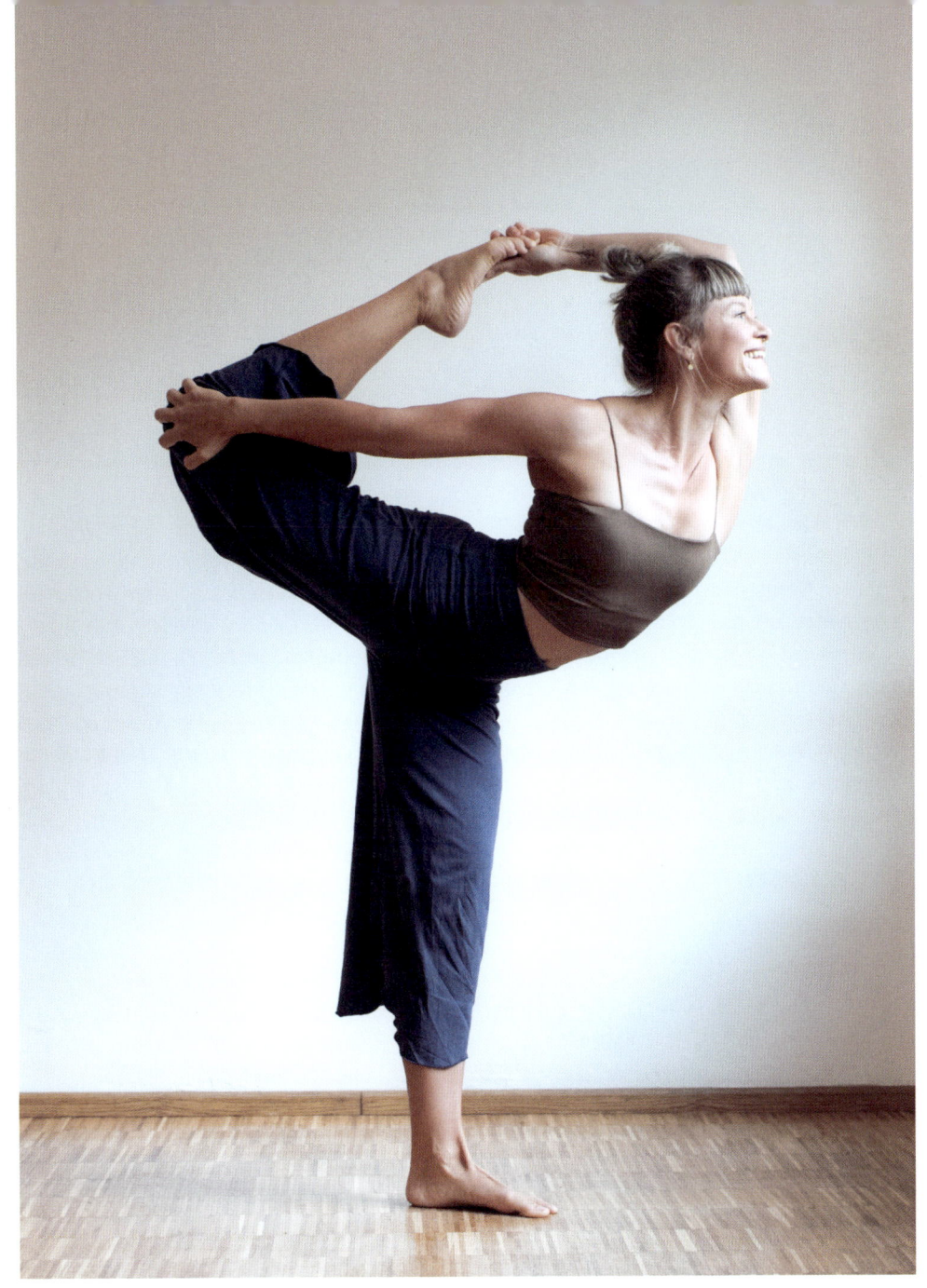

Pada 3, Sutra 24

बलेषु हस्तबिलादीनि॥२४॥

Baleṣu hastibalādīni ||24||

»Durch Samyama (= Sammlung) auf die Kraft eines Elefanten (oder anderer Tiere)
erlangt man dessen Fähigkeiten.«

Wenn wir auf einen Elefanten meditieren, werden wir stark wie ein Elefant. Dies ist logisch nachzuvollziehen, wenn wir uns deutlich machen, woran wir sonst im Alltag so denken. Sobald diese Gedanken eher negativer Natur sind, wie Zweifel, Ängste usw., hinterlässt dies Spuren. Wir kultivieren damit ein destruktives Bild in unserem Geist. Warum sich nicht auf etwas Kraftvolles ausrichten?

Hier eines meiner Lieblingsbeispiele: Mein jüngerer Bruder behauptete als Kind immer wieder, dass er über unser Bauernhaus springen könne. Ich wusste, dass dies nicht stimmte, war aber fasziniert von seiner absoluten, zweifelsfreien Überzeugung, dass er es könne! So sehr, dass ein Teil in mir es immer noch glaubt.

Viele Erfolgs- und Lebenscoaches wenden ähnliche Techniken der Fokussierung an. Wenn wir uns auf das richtige Objekt fokussieren, können wir Welten bewegen! Fange heute an. Suche dir ein Tier, dessen Fähigkeiten dich kräftigen könnten, oder ein Objekt, wie einen Baum, einen Fluss … Was brauchst du gerade? Nimm dir für eine Woche jeden Tag 10 Minuten Zeit, um deine Kraft zu bündeln und dich ganz auf dieses Objekt zu fokussieren. Du kannst die Erfahrung in einem Journal festhalten.

Die Geschichte von den zwei Wölfen

Eine weise Frau saß mit ihrer Enkelin auf einer Bank. Es war schon spät und die Sterne glänzten in unzähligen Lichtern über ihnen. Nach einer Weile in staunendem Schweigen fragte die Enkelin ihre Großmutter, wie sie so weise geworden sei. Die alte Frau überlegte und erzählte dann die folgende Parabel:

»Weißt du, mein Schatz, in unserem Geist wohnen zwei Wölfe. Der eine ist der Wolf der Freude, der Leichtigkeit, der Hoffnung und des Vertrauens. Durch ihn lernst du zu lieben, zu genießen und dankbar zu sein. Er ist es auch, der Wunder möglich macht und Weisheit schenkt.

Der andere Wolf ist dunkel, voller Zweifel, Misstrauen und Angst. Durch ihn lernst du, dich klein zu fühlen, das Leben und andere Menschen anzuzweifeln und dich zu verschließen. An manchen Tagen kämpfen diese Wölfe miteinander.« Die Oma schwieg. Die Enkelin schaute sie mit großen Augen an und fragte: »Aber welcher Wolf gewinnt?« Die Oma sagte mit einem liebevollen Lächeln: »Der Wolf, den du fütterst.«   Nach einer Weisheit der Cherokee

4: Kaivalya Pada –
Die Befreiung, innere Freiheit

In 34 Sutren schreibt Patanjali im vierten Pada über die mögliche Herkunft der *Siddhis* (besondere Fähigkeiten), über Karma und den Unterschied von *Citta* (Geist, Intellekt) und *Purusha* (Seele, das reine Bewusstsein). Das Thema der Befreiung (*Moksha*) bildet das Ende der Yogasutren.

Um dieses Pada besser verstehen zu können, möchte ich mit dir das Wort *Kaivalya* näher betrachten. Es ist nämlich eine Ableitung des Wortes *Kevala* (isoliert, allein, selbstbezogen) und kann somit nicht nur mit Befreiung übersetzt werden, sondern auch mit Isolation und Losgelöstheit. Dies ist wichtig zu verstehen, da wir uns auf dem Weg zur Freiheit (*Moksha*) bisweilen von herkömmlichen Gewohnheiten, Meinungen anderer und sozialen Prägungen loslösen müssen, um unserer wahren Natur zu begegnen.

Frage dich: Wer bist du, wenn sich Identifikationen mit materiellen Gütern, mit deinem Körper, mit deinen Rollen auflösen? Dies ist bisweilen ein sehr intimer Prozess und kann nicht von jedem verstanden werden. Deshalb kann es sein, dass sich nicht nur in dir und deiner Wahrnehmung viel verändert, sondern auch in deinem Umfeld. Die Realisierung der inneren Freiheit geht einher mit dem Übernehmen von Verantwortung für unser Denken, Fühlen und Handeln. Die Tendenzen, sich selbst zu betäuben, wie es in unserer Gesellschaft »normal« ist, werden weniger, da wir zuhause ankommen und lernen, mit dem zu sein, was wir sind. Die Projektionen auf das Außen nehmen ab, denn wir wissen, dass wir die Wirklichkeit in unserem Geiste selbst kreieren.

Es geht also nicht darum, etwas Bestimmtes zu werden, sondern das auszusortieren, was deinem wahren Wesenskern nicht entspricht. Auf der einen Seite fühlst du mit dem Erwachen eine noch nie da gewesene Verbundenheit mit allen Lebewesen (auch über Freunde und Familie hinaus), während du auf der anderen Seite weißt, dass du alleine für dich stehst und somit alle damit einhergehenden Möglichkeiten und Verantwortlichkeiten erkennst.

Ich möchte dieses Erwachen gern als Lebensweg betrachten. Auch wenn vor allem in Indien Kaivalya als finaler Zustand beschrieben wird, so empfinde ich es eher als einen fortlaufenden Prozess; vor allem für diejenigen von uns, die nicht in einen Ashram auswandern, sondern Yogis und Yoginis mit einem »normalen« Leben sind.

Auch stellt sich die Frage, was wir mit dieser neu gefundenen Freiheit machen – Letztlich darfst du dies für dich herausfinden. Möchtest du deine Erkenntnisse nutzen, einfach um ein bewussteres und gesünderes Leben zu führen? Oder fühlst du dich berufen, andere Menschen auf diesem Wege zu inspirieren?

Über die Geduld

Man muss den Dingen
die eigene, stille,
ungestörte Entwicklung lassen,
die tief von innen kommt
und durch nichts gedrängt
oder beschleunigt werden kann;
alles ist austragen –
und dann
gebären ...
Reifen wie der Baum, der seine Säfte nicht drängt
und getrost in den Stürmen
des Frühlings steht,
ohne Angst,
dass dahinter kein Sommer
kommen könnte.
Er kommt doch!
Aber er kommt nur zu den Geduldigen,
die da sind,
als ob die Ewigkeit vor ihnen läge,
so sorglos still und weit ...

Man muss Geduld haben
mit dem Ungelösten im Herzen,
und versuchen, die Fragen selber lieb zu haben,
wie verschlossene Stuben,
und wie Bücher, die in einer sehr fremden Sprache
geschrieben sind.
Es handelt sich darum, alles zu leben.
Wenn man die Fragen lebt,
lebt man vielleicht allmählich,
ohne es zu merken,
eines fremden Tages
in die Antwort hinein.

Rainer Maria Rilke (Lyriker, 1875 – 1926)

Pada 4, Sutra 1

जन्मौषधिमन्त्रतपःसमाधिजाः सिद्धियः॥१॥

Janma-oṣadhi-mantra-tapas-samādhi-jāḥ siddhayaḥ ||1||

»Superkräfte (= Siddhis) sind entweder angeboren (gutes Karma)
oder sie entstehen durch Pflanzenmedizin, Mantrasingen oder Gebete,
durch Disziplin oder Versenkung in der Meditation.«

Dies ist eine Zusammenfassung der Wege, auf denen wir potenziell besondere Fähigkeiten erlangen können. Diese müssen nicht unbedingt »übernatürlich« sein. Meistens sind es einfach Ausprägungen bestimmter Sinnesorgane, wie die Fähigkeit, Töne und Schwingungen zu hören, die ein normales Ohr nicht hören kann. Oder die Begabung, andere Menschen zu fühlen. Manchmal können diese Empathen andere Menschen besser fühlen, als diese sich selbst wahrnehmen können. Für andere ist eine ausgeprägte Körperlichkeit eine Superkraft, wenn ein Yogi zum Beispiel besonders fortgeschrittene Asanas mit Leichtigkeit ausführen kann. Oder jemand kann durch seinen Gesang die Herzen der Zuhörenden berühren. Was ist deine Superkraft?

Pada 4, Sutra 5

परवृत्तिभिदे प्रयोजकं चित्तमेकमनेके षाम्॥५॥

Pravṛtti-bhede prayojakaṁ cittam-ekam-anekeṣām ||5||

»Obwohl die Chittas (Geist oder Unterbewusstsein) einen subjektiven Charakter haben,
beeinflussen sie viele andere Bewusstseinsräume.«

Zu diesem Sutra gibt es viele unterschiedliche Übersetzungen. Ich habe die oben stehende gewählt, in dem Versuch, das Sutra dadurch verständlicher zu machen.
Seine Botschaft lautet: Wir sind alle miteinander verbunden. Die Trennung ist eine Illusion. Allein durch das Atmen derselben Luft haben wir eine physische Gemeinsamkeit. Patanjali beschreibt, dass auch unsere Chittas miteinander verbunden sind. Wie ein Luftraum des Geistes, in dem das Denken und Fühlen dem Atmen entspricht. Unsere Art zu denken beeinflusst demnach auch das Denken und die Gefühle anderer Menschen und umgekehrt. Wir wirken aufeinander und bestenfalls inspirieren wir uns gegenseitig. Wir erschaffen dadurch unbewusst ein kollektives Bewusstsein.

43

Pada 4, Sutra 18

सदा ज्ञाताश्चित्तवृत्तयस्तत्प्रभोः पुरुषस्यापरिणामित्वात्॥१८॥

Sadājñātāḥ citta-vṛttayaḥ tat-prabhoḥ puruṣasya-apariṇāmitvāt ||18||

*»Da der Wesenskern oder das Selbst (Purusha) unveränderlich ist,
erkennt es immer die Gedanken des Geistes (Chitta).«*

Das Erkennen unserer wahren Natur, unserer Essenz (Purusha) geht immer einher mit der Fähigkeit der Beobachtung. Wir wissen dann, dass wir nicht die Bewegungen unseres Geistes (Gedanken, Gefühle, sinnliche Eindrücke) sind.

Es ist eine große Erleichterung, unser wahres Selbst von den emotional-geistigen (*Prakriti*) Vorgängen unterscheiden zu lernen, weil wir uns dadurch nicht mehr in ihnen verlieren. So lernen wir, diese zu beobachten und bewusst damit umzugehen. Wir können anfangen, sie konstruktiv wie ein Werkzeug einzusetzen, um zu reflektieren, zu lernen und Situationen zum Besseren zu wenden. Wir können Dinge verändern und die Welt mitgestalten.

*Mit jedem Schritt, jedem Atemzug,
ein bißchen näher, ein bißchen tiefer.
Mit jedem Kuss und jedem Lied,
ein bißchen näher, ein bißchen tiefer
in mein Herz, in dein Herz
und ins Herz der ganzen Welt*

Babek Bodien (Musiker, *1972)

Doch wo führt uns all dies letztendlich hin? Dies erklärt Patanjali im letzten Sutra.

Pada 4, Sutra 34

पुरुषार्थशून्यानां गुणानां प्रतिप्रसवः कैवल्यं स्वरूपप्रतिष्ठा वा चितिशक्तिरिति॥३४॥

Puruṣa-artha-śūnyānāṁ guṇānāṁ-pratiprasavaḥ kaivalyaṁ svarūpa-pratiṣṭhā vā citiśaktiriti ||34|

*»Wenn die Eigenschaften der Natur (Gunas) nicht mehr wirken,
bleibt der Geist frei von Reaktion. Dies ist Kaivalya (Befreiung). Der Geist ist leer.
Das Bewusstsein ruht im wahren Selbst – Ende.«*

Der Zweck der Gunas für die Seele hat sich erfüllt. Es gibt nichts mehr zu lernen oder zu erreichen. Auch die Yogapraxis wird nun überflüssig. Wir sind in der Unendlichkeit angekommen und sind eins mit dem Augenblick. Dies ist die Befreiung.

Sadhana Praxis:
Deine eigene Sutra-Erläuterung

An dieser Stelle beginnt die Praxis der Kontemplation. Was bedeuten die Yogasutren für dich und wie kannst du sie in deinen Alltag integrieren? Wenn du dich an die zu Beginn beschriebene Prajna-Praxis erinnerst, so war der erste Schritt »die Inspiration« – diese hast du nun potenziell durch das Gelesene aufgenommen. Danach folgt »die Kontemplation«, die du mit der folgenden Übung umsetzen kannst. Das dritte Prajna ist das Anwenden von den Erkenntnissen, die du aus deiner Reflexion gewonnen hast.

Sutra-Reflexion

Wähle dein momentanes Lieblingssutra. Nimm es für eine Woche mit in deinen Alltag und beobachte, was es mit dir macht. Schreibe deine Gedanken und Erfahrungen dazu nieder. Wenn du kein konkretes Sutra im Sinn hast, schlage die Sutren einfach auf einer x-beliebigen Seite auf und wähle mit geschlossenen Augen ein Sutra für das Hier und Jetzt.

Sangha – Inspiration Anderer

Als Inspiration präsentiere ich dir nun drei Reflexionen von einer Schülerin und zwei Kolleginnen zu jeweils einem unterschiedlichen Sutra. Kannst du dich darin wiederfinden? Bist du vielleicht anderer Meinung oder bringen dich die Texte zum Nachdenken?

Pada 1, Sutra 20

श्रद्धावीर्यस्मृति समाधिप्रज्ञापूर्वक इतरेषाम् ॥२०॥

Śraddhā-vīrya-smṛti samādhi-prajñā-pūrvaka itareṣām ||20||

»Andere gelangen durch Vertrauen, Weisheit und eine klare Ausrichtung auf das Ziel in den Zustand der Einheit.«

»Das Vertrauen, von dem Patanjali hier spricht, ist eine Überzeugung, die in der Tiefe unseres Herzens wurzelt. Es geht um ein tiefes Vertrauen in uns selbst, das uns oft sehr viel Mut kostet.

Als dieses Sutra zu mir gekommen ist, stand ich vor einer sehr großen Entscheidung, eine Entscheidung, die mir viel abverlangt hat und durch die ich lernen durfte, mir selbst und dem Leben zu vertrauen. Das Sutra hat mir damals zurückgespiegelt, wie verloren und getrennt von meinem Selbst ich war. Rückblickend kann ich sagen, dass dieses Sutra mir sehr viel Kraft gegeben hat und dass ich gelernt habe, dass wir Ziele trotz Hindernissen und Fehlschlägen nicht aus den Augen verlieren dürfen. Es hat mir Kraft gegeben, diese große Entscheidung zu treffen und danach zu handeln, mich mit meiner Intuition zu verbinden und ins Vertrauen zu gehen. Seitdem übe ich mich jeden Tag aufs Neue darin, den Mut zu haben, ins Vertrauen zu gehen. Mal klappt es besser, mal schlechter. Ich glaube, entscheidend ist, dass wir, trotz auftretender Herausforderungen, nicht aufgeben. Es ist wie mit allem: Je mehr wir uns darin üben, werden wir das Vertrauen in uns immer deutlicher spüren.

Inzwischen merke ich, wie ich das Vertrauen in mich immer mehr spüre, dadurch bin ich mehr mit meinem Selbst verbunden. Ich habe an Stärke gewonnen, kann mich selbst besser halten und stehe authentisch für mich ein. Aber es bleibt definitiv ein Prozess!«

Saskia Austen

Pada 1, Sutra 36

वशिोका वा ज्योतष्मिती ॥३६॥

Viśokā vā jyotiṣmatī ||36||

»Oder wir wenden uns dem Licht in unserem Inneren zu, das von Leid unberührt ist.«

»Ich verstehe es so, dass jeder ein Licht und auch die Stille in sich trägt, egal wie dieser Mensch ist oder sich verhält. Es könnte einem Ort jenseits von Leid gleichen. Durch die Meditation mit Fokus auf unser Herz können wir dieses Licht erkennen und uns damit verbinden. So wie es auch im Gayatri Mantra heißt : ›…wir meditieren über den Glanz des Göttlichen.‹ So finden wir dadurch womöglich auch wieder einen Weg, auf die eigene Intuition zu hören und zu vertrauen.«

Melli Federle

Pada 3, Sutra 16

परणिामत्रयसंयमातततीानागत ज्ञानम् ॥१६॥

Pariṇāmatraya-saṁyamāt-atītānāgata jñānam ||16||

»Meditation auf die Prozesse der Veränderung und darauf, wie diese Prozesse durch Zeit und andere Faktoren beeinflusst werden, eröffnet uns den Zugang zu einem Wissen über die Vergangenheit und die Zukunft.«

»›Das ganze Leben ist Veränderung.‹ – Ich weiß ehrlicherweise nicht, wer das zuerst gesagt hat, aber es stimmt: Als Mensch, Frau und gerade als Mutter zweier Kinder weiß ich aus meinem Alltag, dass nichts so konstant ist wie die Veränderung selbst: Sei es die Natur, mein Zyklus oder das Kita-Personal.
Schaffen wir es, unsere Aufmerksamkeit regelmäßig darauf zu lenken, was zu Veränderungen führt und diese beeinflusst, fangen wir an, in die Tiefe zu gehen.
Die Tiefe der Dinge selbst oder unsere eigene. Wir beginnen damit, uns einen Überblick zu verschaffen, Zusammenhänge zu verstehen, Geschehnisse in einen größeren Kontext zu setzen, und haben die Möglichkeit, weniger zu reagieren und mehr ins Kreieren und Verstehen zu kommen. Außerdem lernen wir, was in der Vergangenheit dazu geführt hat, dass

sich etwas verändert, und können dadurch auch abschätzen, welche Auswirkungen dies in der Zukunft haben wird. Wir erkennen, dass es gesetzte, konstante und wiederkehrende Veränderungen gibt, die mehr oder weniger berechenbar sind, wie zum Beispiel die Jahreszeiten, von denen wir zwar beeinflusst werden, sie aber nicht aktiv mit gestalten, und solche Veränderungen, die uns direkt betreffen und die wir auch aktiv beeinflussen können.

Kinder sind ein wundervolles Beispiel dafür – sie verändern sich exponentiell schnell. Gefühlt geht meine achtjährige Tochter morgens zur Schule und kommt abends 2 cm größer nach Hause. Manchmal ist sie aber auch innerlich angespannt oder frustriert, weil es mit irgendeinem anderen Kind Streit gab. Dann lässt sie bei mir Dampf ab, ohne dass ich etwas für ihre Gefühle kann oder verstehe, warum ich gerade zu ihrer Zielscheibe werde. Nicht selten führt dies zu einer emotionalen Reaktion meinerseits.

Wenn sich das Verhalten meiner Kinder ändert und ich mir nicht erklären kann, woher diese Veränderung rührt, meditiere ich gerne darüber nach. Vor allem, wenn es Veränderungen sind, die mich verwirren, eine emotionale Reaktion von meiner Seite hervorrufen oder beunruhigen. Ich nehme Abstand, reflektiere, in welchem Umfeld meine Kinder waren, welche Erfahrungen sie in der Vergangenheit gemacht haben (könnten) und wie diese den Status quo beeinflussen. Daraus kann ich häufig ableiten und verstehen, warum sie sich gerade so verhalten, wie sie es tun, und kann wieder in den Kontakt mit ihnen kommen.

Meditation auf die Prozesse und die Faktoren, die diese beeinflussen, ist wertvoll. Wertvoll, weil wir lernen, das größere Ganze zu sehen, Zusammenhänge zu erkennen und in die Tiefe hinter die Kulissen zu schauen. Wir lernen etwas über uns. Unsere Vergangenheit, unsere Erfahrungen, unsere Werte und Wünsche für die Zukunft. Wir können uns innerlich ausrichten und darauf fokussieren, was wir wollen. Wir erkennen, dass wir immer eine Wahl haben, wenn wir verstehen, was zur jetzigen Situation geführt hat, weil wir nicht nur Opfer der Umstände, sondern auch Schöpfer unserer Realität sind. Es ist unsere Wahl – aber es ist Arbeit. Sich hinzusetzen und einen inneren Überblick zu verschaffen, ist nicht immer leicht. Vor allem, wenn wir selbst betroffen oder emotional verwickelt sind. Aber es lohnt sich. Immer.«

Pauline Willrodt

ASANA, PRANAYAMA & MEDITATIONSPRAXIS

Sequenz: »Lausche der Weisheit deines Herzens«

Wenn du dich mit den Yogasutren beschäftigst, kann dies, besonders zu Beginn, eine sehr intensive Erfahrung sein. Es ist wichtig, hier den eigenen Rhythmus zu finden und dir Zeit zu lassen, um die Informationen aufzunehmen. Letztendlich tragen wir alle Antworten in uns. Schaffe dir deshalb einen sicheren Raum, um in die Stille zu tauchen, eine Kerze anzuzünden und mit dieser Asana-Sequenz deinem Herzen zu lauschen.

Die Kamelatmung

Dieses Pranayama (Atemübung) bringt den inneren Fokus auf das Herz-Zentrum, mobilisiert die Brustwirbelsäule und erfrischt den Geist. Es kann sowohl im Fersensitz, Schneidersitz oder auf einem Stuhl sitzend praktiziert werden. Wichtig ist, dass du aufrecht sitzt und die Wirbelsäule frei bewegen kannst.

▌ Lege die Hände auf deine Knie. Schließe die Augen, atme dreimal tief ein und aus und lenke den Fokus auf die Mitte des Brustkorbes, das Anahata- Zentrum (Herzchakra).

▌ Schiebe dann mit der Einatmung den Brustkorb nach vorn und ziehe dabei die Hände an die Hüfte heran.

▌ Runde mit der Ausatmung den Brustkorb nach hinten und bringe die Hände dabei zurück auf die Knie.

▌ Finde einen für dich angenehmen Rhythmus. Du solltest entspannt atmen können und keine Schmerzen im Rücken oder im Nacken spüren. Atme durch die Nase ein und aus, praktiziere für 10–20 Atemzüge.

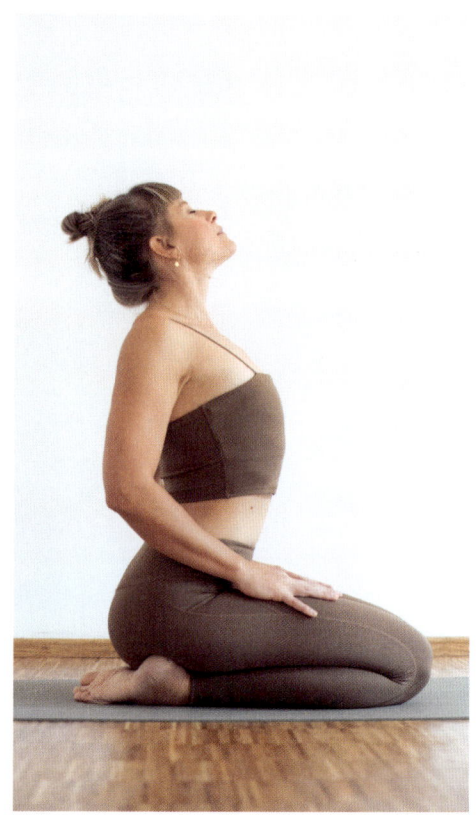

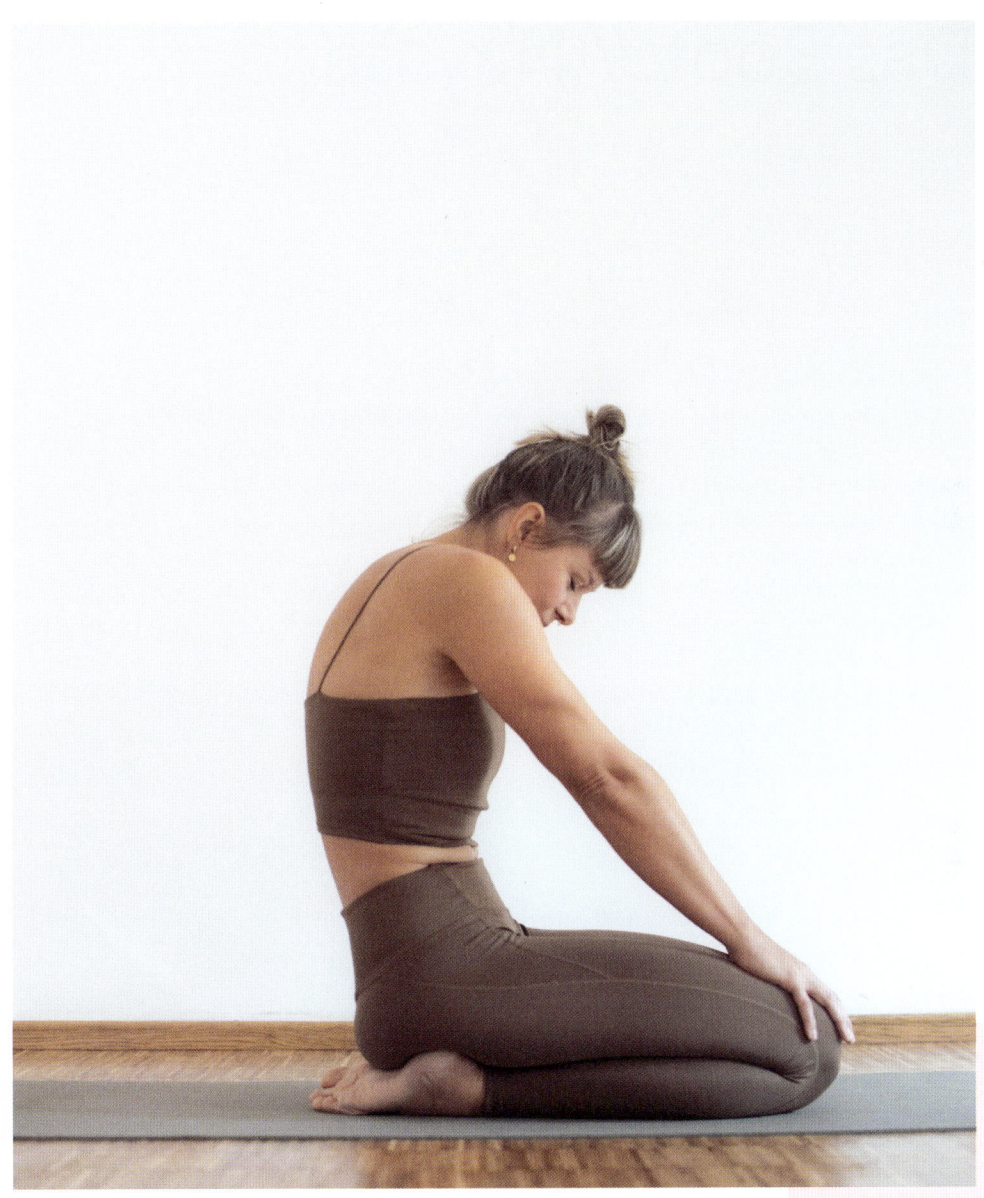

Das Boot // Navasana

Navasana nährt das innere Feuer, stärkt die Bauchmuskulatur und das Selbstbewusstsein. Wenn du schwanger bist, Herzprobleme oder Durchfall hast, solltest du die Praxis von Navasana vermeiden.

▌ Setze dich mit gestreckten und geschlossenen Beinen auf den Boden.

▌ Hebe mit der Einatmung das Brustbein an, strecke die Wirbelsäule und lehne dich mit der Ausatmung mit geradem Rücken leicht zurück. Winkle die Beine dabei an.

▌ Hebe die Füße vom Boden, ziehe den Bauchnabel Richtung Wirbelsäule (Uddiyana Bandha) und strecke optional die Beine. Die Oberschenkel befinden sich etwa in einem 45-Grad-Winkel zum Oberkörper.

▌ Du kannst die Beine auch gebeugt lassen und die Schienbeine parallel zum Boden halten, so ist die Asana weniger intensiv.

▌ Hebe deine Arme und strecke sie parallel zum Boden nach vorne aus, der Rücken bleibt dabei gerade, die Finger zeigen nach vorn, die Handflächen zeigen nach oben.

▌ Bleibe für drei bis fünf tiefe Atemzüge in der Haltung.

Affirmation: Ich spüre, wie Kraft aus meinem Zentrum in meinen gesamten Körper fließt.

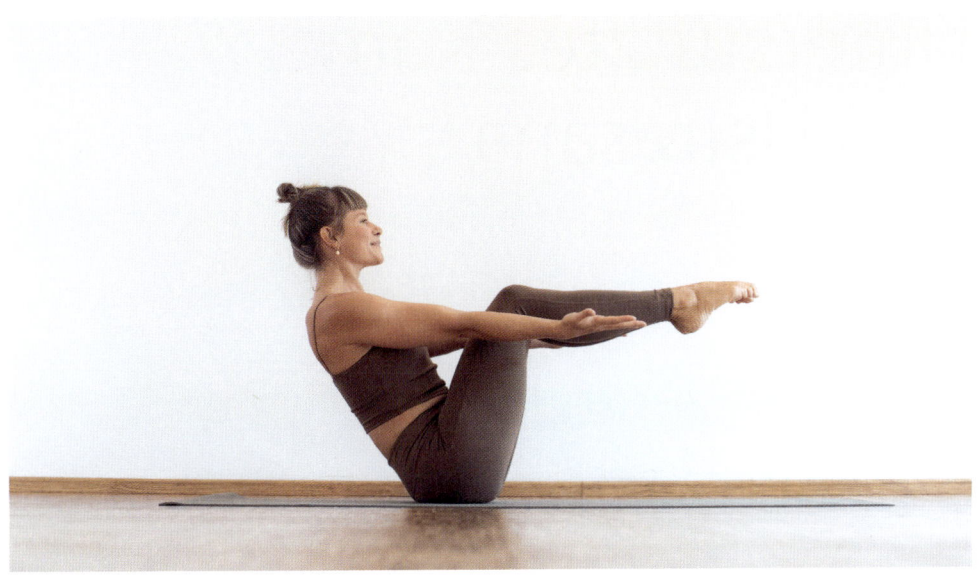

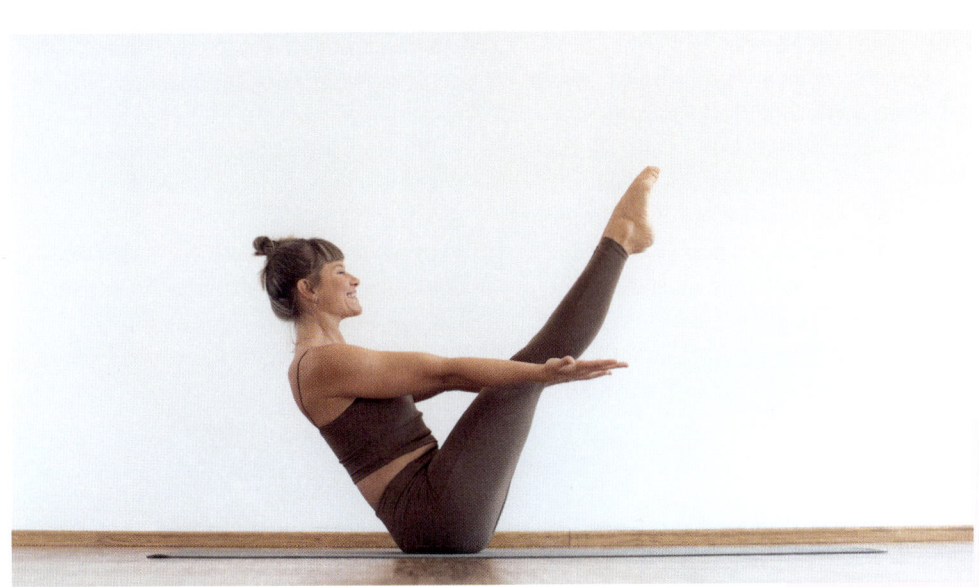

Unterstütztes Kamel // Ustrasana

Das Kamel ist eine anspruchsvollere Asana. Sei deshalb bei der Ausführung sehr achtsam und praktiziere eine Variante, in der du sowohl tief und ruhig atmen als auch schmerzfrei genießen kannst. Bei Bluthochdruck, Migräne, Verletzungen im Rücken oder Schlaflosigkeit solltest du kein Kamel praktizieren. Diese Übung kann optional mit einer Erhöhung, wie z.B. zwei Yogablöcken, durchgeführt werden.

▌ Komme in einen Kniestand, mit den Knien unter der Hüfte.

▌ Stelle die Zehen auf und lege bei sensiblen Knien gerne eine Decke darunter.

▌ Für eine sanfte Variante bringe die Hände an das Kreuzbein, ziehe die Ellenbogen zueinander, um den Brustkorb zu öffnen, und schaue leicht nach oben.

▌ Um weiter zu gehen, kannst du die Hände nacheinander auf deine Fersen der aufgestellten Füße geben oder auf jeweils einen Yogablock (oder auf einen Stuhl).

Die Variante mit den Blöcken hilft, Druck aus dem unteren Rücken zu nehmen und sich auf die Öffnung im Brustkorb zu fokussieren.

▌ Die Bauchmuskulatur bleibt in allen Varianten aktiv, um den unteren Rücken zu schützen.

▌ Lasse den Kopf in der Verlängerung der Wirbelsäule oder bringe ihn in den Nacken, sofern sich dies gut anfühlt.

▌ Bleibe für 3–5 tiefe Atemzüge in der Haltung.

Affirmation: Ich öffne mein Herz für Liebe und Mitgefühl.

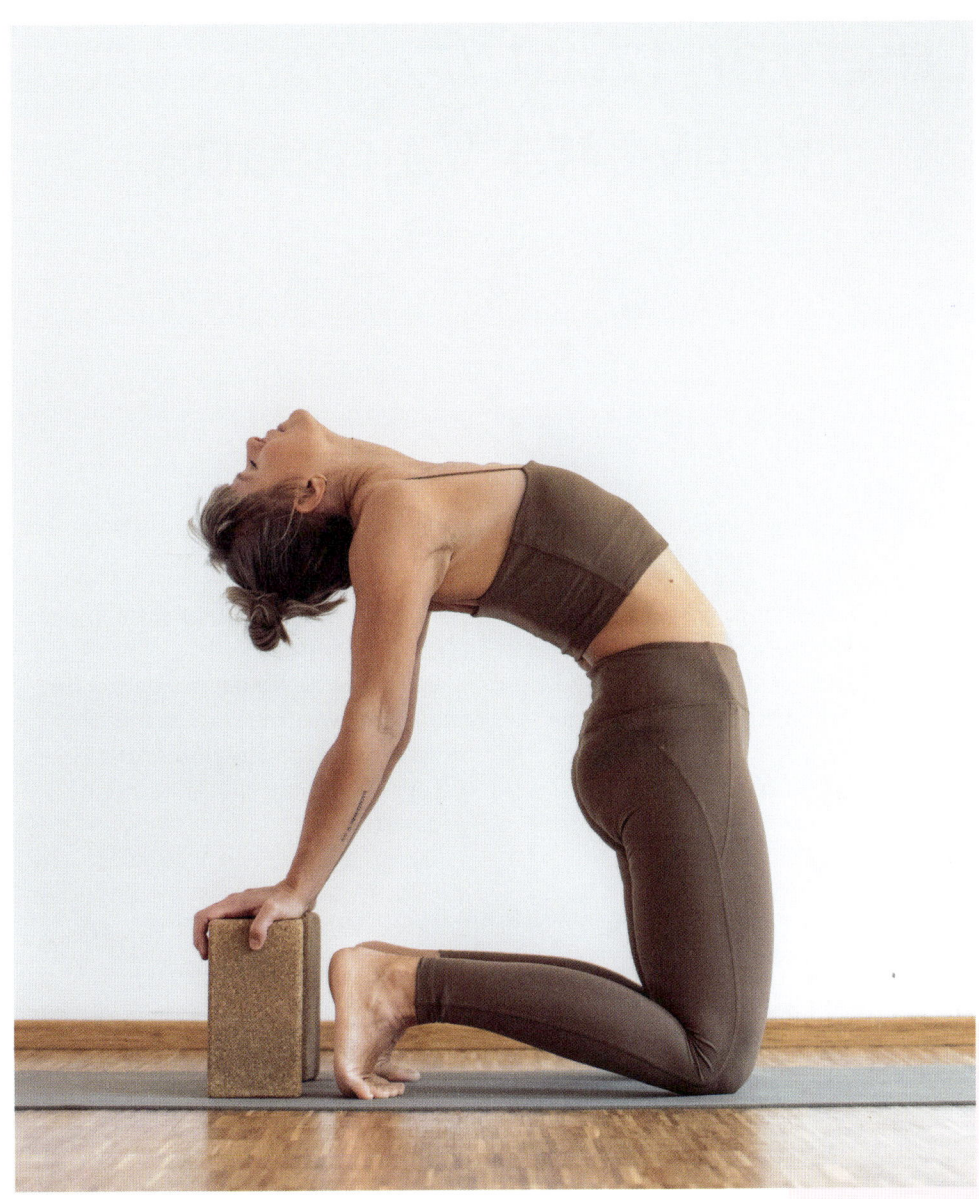

Leichter Twist //
Parivritta Vajrasana

Ein Twist ist eine wunderbare Gegenbewegung nach einer Rück-
beuge, hilft die Rückenmuskeln zu akklimatisieren, massiert die
Bauch- und Brustorgane und mobilisiert die Wirbelsäule. Zudem
lädt sie unseren Geist ein, flexibel zu sein und unterschiedliche
Perspektiven zuzulassen. Bei Verletzungen im Bauchraum, der
Kniegelenke oder bei Bandscheibenvorfällen sollte der Twist nicht
geübt werden.

▌ Komme in einen Fersensitz.
▌ Richte mit der Einatmung den Rücken auf und drehe mit der Ausatmung den Oberkörper aus dem Zentrum heraus zur rechten Seite.
▌ Stelle die Fingerspitzen der rechten Hand hinter dir auf und lege die linke Hand an die rechte Oberschenkel-Außenseite .
▌ Entspanne die Schultern weg von den Ohren und entspanne den Kiefer.
▌ Halte die Asana 5 Atemzüge pro Seite.
▌ Löse die Haltung mit der nächsten Ausatmung.

Affirmation: Ich erlaube mir, in alle Richtungen zu sehen.

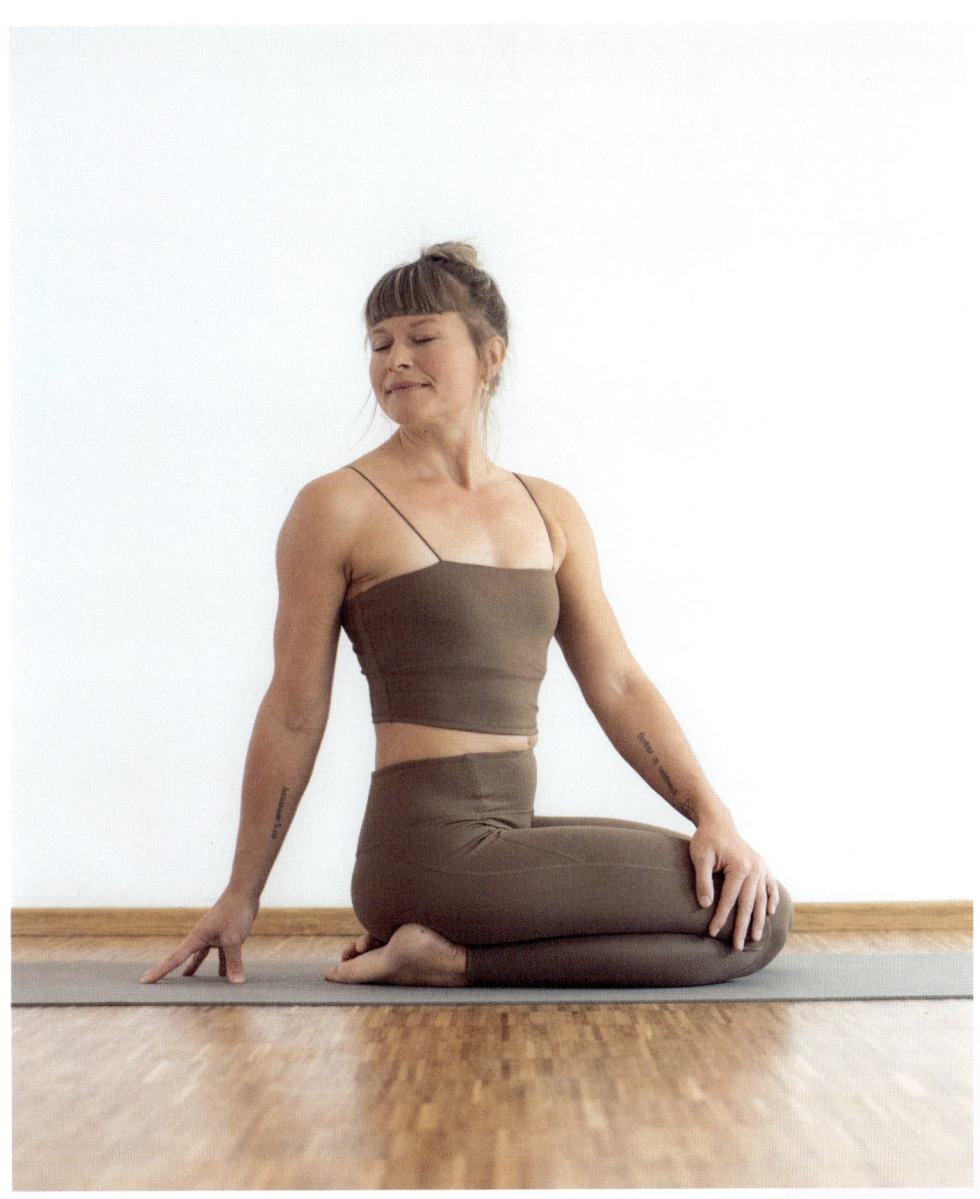

Stellung des Kindes // Balasana

Die Stellung des Kindes wirkt sehr beruhigend und zentrierend. Sie schenkt Geborgenheit, fördert die Innenschau und ist wunderbar bei Menstruationsbeschwerden. Übe Balasana nicht bei Verletzungen der Knie, Hüfte oder des Rückens.

▮ Starte im Fersensitz. Atme tief ein und beuge mit der Ausatmung den Oberkörper nach vorne, bis die Stirn am Boden oder einem Yogablock aufliegt. Stütze dich bei Bedarf mit den Händen ab.

▮ Finde eine bequeme Position für die Arme: entweder entlang der Beine nach hinten oder nach vorne ausgestreckt. Entspanne dann die Arme, Schultern und Hände.

▮ Öffne oder schließe die Knie – so wie es sich für dich am besten anfühlt.

▮ Verweile 5 Atemzüge in der Haltung.

Affirmation: Ich komme bei mir an. Ich bin ein Kind der Erde.

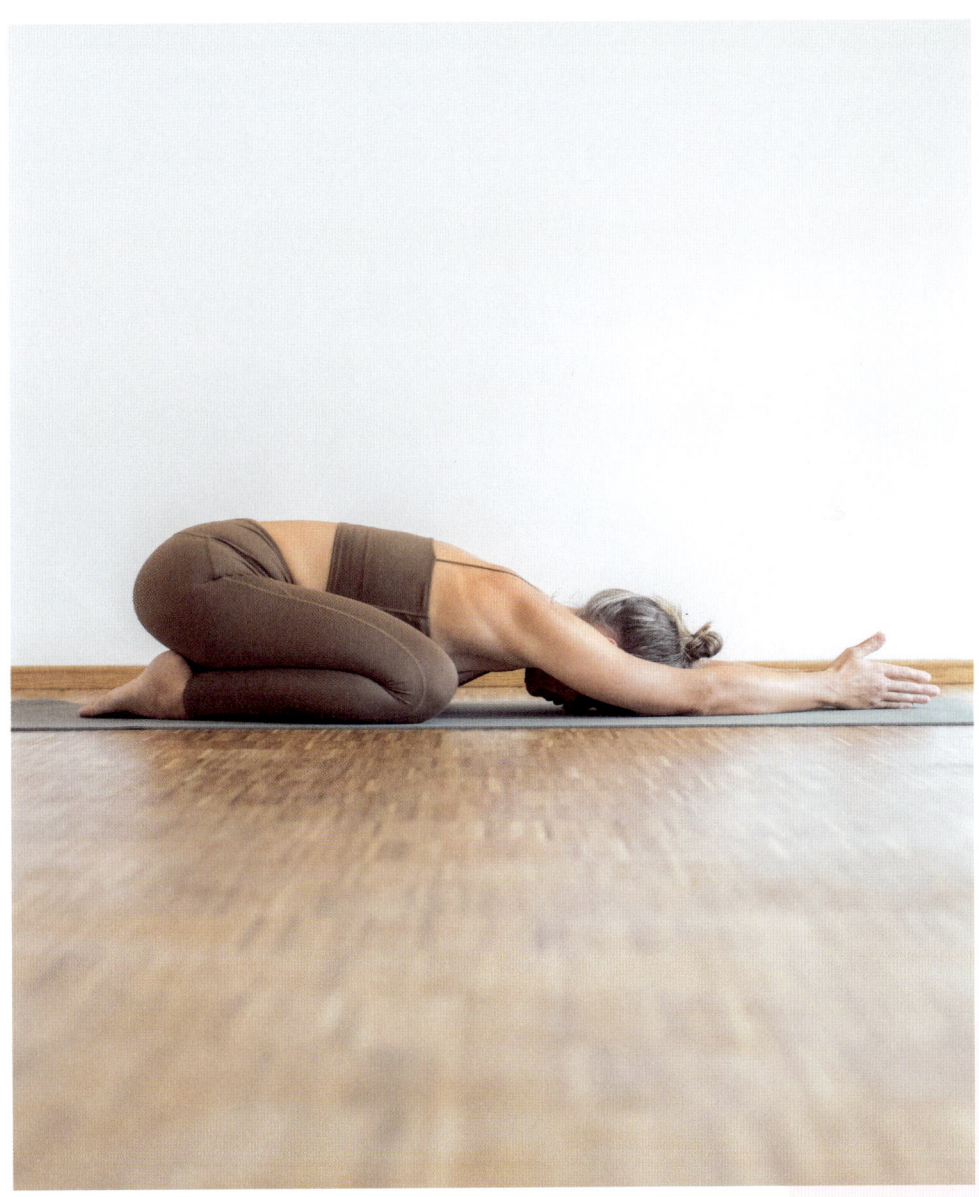

SCHATTEN-
ARBEIT

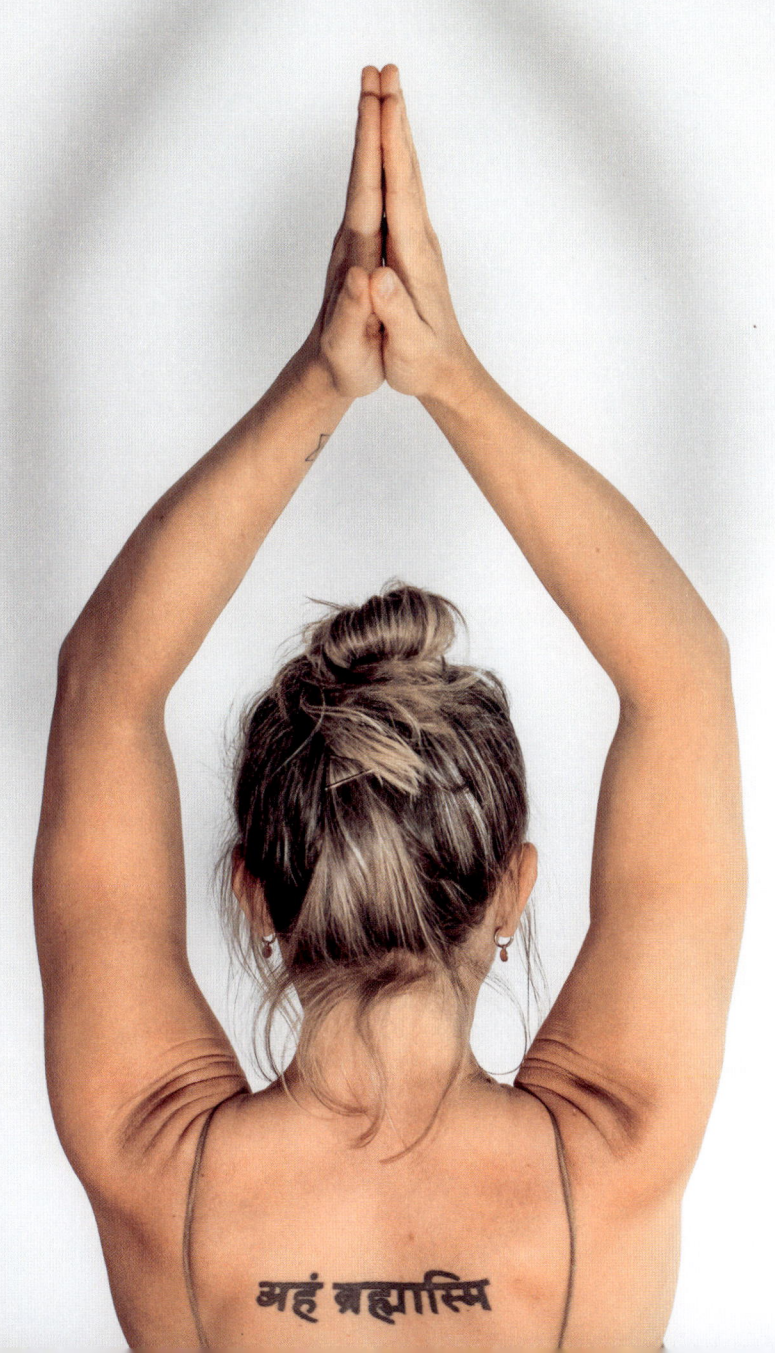

Was ist Schattenarbeit und warum sollten wir uns darauf einlassen?

Wir fangen erst an zu wachsen, wenn wir nicht immer den einfachsten Weg einschlagen. Schattenarbeit bedeutet genau das. Es bedeutet, sich auf den Weg zu machen, um alle Anteile unserer Selbst kennenzulernen – auch die unbeliebten. Es heißt, Verantwortung zu übernehmen und weitestgehend auch erwachsen zu werden. Der einfache und oftmals unbewusste Weg wäre, unsere unliebsamen Verhaltens- und Denkweisen zu negieren und sie auf andere zu projizieren. Das ist jedoch nicht nachhaltig und schafft auf Dauer einen sehr holprigen Pfad mit vielen Hindernissen. Genau diese Hindernisse wiederum führen leidvolle Erfahrungen herbei, die uns zum Umdenken anregen. Wir sind nicht mehr zufrieden mit dem, wie die Dinge laufen, und möchten deshalb aktiv eine Veränderung einladen. In diesem Moment öffnen sich viele Menschen dem Yoga oder anderen philosophischen Systemen, da sie nach Antworten suchen.

Im fortlaufenden Prozess der Schattenarbeit zeigen sich die Früchte unserer Bemühungen in Form von Klärung, Heilung und einem Zustand der Ganzheit. Wir erleben ein Gefühl von Selbstannahme und Sicherheit, da wir uns in allen Aspekten zu akzeptieren lernen.

Wenn wir Menschen nichts mehr zu verbergen haben, wenn wir unsere Komfortzone verlassen und sowohl mit unserem Licht als auch unserem Schatten, sowohl mit unserem Lachen als auch mit unseren Tränen zusammen sein können, dann erfahren wir nachhaltiges Vertrauen, Fülle und Liebe.

»Dieses Menschsein ist ein Gästehaus. Jeder Morgen ist ein Neuankömmling. Eine Freude, eine Depression, eine Gemeinheit, ein vorübergehendes Bewusstsein kommt als unerwarteter Besucher ... Heiße sie alle willkommen und unterhalte sie alle. Behandele jeden Gast ehrenhaft. Der dunkle Gedanke, die Scham, die Bosheit begegnen dir lachend an der Tür und laden dich ein. Sei dankbar für jeden, der kommt, denn jeder wurde als Führer von jenseits gesandt.«

Mawlana Jalal-al-Din Rumi
(Persischer Dichter, 1207 – 1273)

Jeder von uns hat sein Päckchen zu tragen. Schattenarbeit bedeutet, das Päckchen aufzuschnüren, um hineinzuschauen und den Inhalt zu heilen und zu transformieren. So wird das Gewicht an emotionalem Erbe, Karma oder einfach schlechten Erinnerungen immer leichter und wandelt sich schließlich in Weisheit um. Patanjali schenkt uns in den Yogasutren dafür eine große Hilfe, indem er die fünf Hauptgründe für das Leiden benennt.

Die Kleshas

Alle fünf *Kleshas* (Klesha = Leiden, leidvolle Spannung) sind als Festigkeit in unserem Körper und Enge in unserem Geist erkennbar, sobald wir beginnen, diese bewusst wahrzunehmen. Zu finden sind die fünf Kleshas am Anfang des zweiten Pada der Yogasutren. Sie lauten wie folgt:

1. **Avidya** – Nichtwissen, Unwissenheit
2. **Asmita** – Identifikation, Ego
3. **Raga** – Begehren, Festhalten
4. **Dvesha** – Ablehnung, Hass.
5. **Abhinivesha** – Angst vor dem Tod

Um die Kleshas besser verstehen zu können, macht es Sinn, das Wort *Dukha* näher zu beleuchten:

Dukha (Leid, Schmerz, Sorge) ist der Gegenpol zu *Sukha* (Freude, Leichtigkeit, Vergnügen). Solange wir unbewusst durchs Leben gehen, pendeln wir zwischen diesen beiden Polen hin und her. Durch die Arbeit mit den Kleshas lernen wir, inmitten von Dukha und Sukha gleichmütig zu sein. Wir erlangen ein Verständnis der Normalität über diese Zustände und bleiben geerdet, wenn es uns so richtig gut geht, und fallen nicht in ein endloses Loch, wenn wir traurig sind.

Vielleicht erinnerst du dich an das Sutra 16 aus dem 2. Pada – *Heyaṁ duḥkham-anāgatam ||16||* »*Zukünftiges Leid kann und sollte vermieden werden.*« – Dieses Sutra kann mit seinem affirmativen Charakter ein wunderbares Fundament für die Arbeit mit den Kleshas sein. Denn wenn wir die Entscheidung in uns treffen, dass wir zukünftiges Leid zu vermeiden versuchen, setzen wir uns automatisch mehr mit unseren »Schatten« auseinander und werden allgemein achtsamer. Das Sutra hilft, den Schleier zu lüften, und erschwert es, sich selbst und andere zu belügen. Denn in Wahrheit wissen wir, was uns und anderen potenziell guttut und was nicht. Wir müssen es nur sehen wollen!

Auf den folgenden Seiten möchte ich nun mit einer mir eigenen Interpretation etwas Licht auf die Kleshas, unsere Schatten, werfen, um deren Wirkung auf unser Leben deutlicher zu machen.

1. Klesha: Avidya

Pada 2, Sutra 5

अनित्याश‿नदि‿ःखानात्गस‿ नत्ियण‿चसि‿खात्मख्यातर्विद्या॥५॥

Anityā-aśuci-duḥkha-anātmasu nitya-śuci-sukha-ātmakhyātir-avidyā ||5||

*»Durch Unwissenheit halten wir das Vergängliche für unvergänglich,
das Reine für unrein, das Leid für Freude und das Nicht-Selbst für das Selbst.«*

Avidya (Nichtwissen, Unwissenheit) ist das grundlegende der fünf Kleshas. Das Unwissen bedeutet hier die psychologischen Tendenzen unseres Geistes, der Projektion und Spekulation, welche in der Regel zu Missverständnissen und dem daraus resultierenden Schmerz führen. Es meint aber auch, den schlichten Umstand, nicht oder ungenügend informiert zu sein.

Avidya ist das Gegenteil von *Vidya* (Wissen, Weisheit). Wir können *Avidya* auch beschreiben als das »schlafende«, noch nicht erwachte Bewusstsein, das alles Vergängliche für die Wahrheit hält. Somit steht *Vidya* für das erwachte Bewusstsein, in dem wir wissen, dass wir weder unser Körper, unsere Identität oder unsere Gefühle sind, sondern das ewige Selbst.

Man sagt, dass das Ziel von Yoga sei, *Avidya* zu verringern. Ich betrachte auch dies gern als andauernden Prozess, da das Nichtwissen in uns vielschichtig ist und das »Erwachen« nach und nach geschieht.

Gerade als Yogalehrerin gibt es immer wieder Schichten des Unwissens, die wir abbauen können. Durch eine Anatomie-Weiterbildung lernen wir, dass unser Unterricht bei Rückenschmerzen ungeeignet sein kann. Wir erlangen demnach das Wissen, ob und wie wir diesen anpassen können, und vermeiden oder vermindern somit physische Schmerzen unserer Klienten. Im Umkehrschluss besagt *Avidya* hier, dass wir als Yogalehrende möglicherweise Schmerzen verursachen können, sofern wir nicht zu unserem »Nichtwissen« stehen und deshalb in einem Bereich arbeiten, für den wir noch nicht genug Wissen angesammelt haben.

Oft bedeutet Nichtwissen auch einfach, ein eingeschränktes Sichtfeld zu haben. Hier kommt das Sprichwort zum Tragen: »Bevor du über eine Person urteilst, solltest du eine Meile in ihren Schuhen (Mokassins) gelaufen sein.« Wir könnten viele Missverständnisse vermeiden, indem wir zuerst nachfragen, bevor wir urteilen. In dem wir versuchen, fehlende Informationen und Wissen einzuholen, damit wir eine Person, eine Situation oder einen Sachverhalt ganz verstehen können.

Ich bin davon überzeugt, dass dies jedoch nur funktioniert, wenn unser Intellekt und unser Herz zusammenarbeiten. Der buddhistische Lehrer Ethan Nichtern nennt dies den »Heart Mind«. Nichtern beschreibt hier eine Verbindung unseres Kopfes – der rationalen, logischen, schlussfolgernden Intelligenz – und unseres Herzens – der fühlenden, intuitiven und emotionalen Intelligenz. Wir können demnach nur ganz verstehen, wenn wir genug Informationen haben, gepaart mit einem tieferen Verständnis und mit Mitgefühl.

Mitgefühl ist auch der generelle Wunsch, verstehen zu wollen. So viel Leid entsteht auf dieser Welt, weil wir einander nicht zuhören; weil wir uns nicht in die Situation des anderen hineinversetzen.

Nehmen wir das Beispiel vom Stehlen: Sicher können wir uns darauf einigen, dass Stehlen nicht korrekt ist. Doch stell dir vor, du hast alles verloren, du bist hungrig, du sprichst eine andere Sprache, hast vielleicht noch Kinder zuhause, die auch Hunger haben. Die Intention hinter der Tat ist nun eine andere. Es fällt so leicht, einen Menschen, der stiehlt, zu bewerten und zu bestrafen. Was wäre aber, wenn du dich in die Situation dieses Menschen begeben würdest? Was, wenn du seine Kinder auf dem Arm halten würdest oder dir vorstellst, dass es deine eigenen hungrigen Kinder sind? Es geht nicht darum, Stehlen zu legitimieren. Es geht darum, eine Situation verstehen zu

wollen, um dann die bestmögliche Lösung zu finden. Und vielleicht entscheidet dein »Heart Mind«, nachdem du mehr weißt, dass du diesem bedürftigen Menschen gerne etwas abgeben möchtest, ohne ihn zu verurteilen.

Amma, eine weise indische Frau, hat einmal gesagt, dass die herausforderndste spirituelle Praxis ist, Frieden in der eigenen Familie zu kreieren. Die eigene Familie bildet ein wunderbares Übungsfeld, um ein tieferes Verständnis zu erlangen. Um Fragen zu stellen, bevor Spekulationen und Vorwürfe ausgesprochen werden. Um Missverständnisse aufgrund von *Avidya* gar nicht erst entstehen zu lassen. Weil das Herz und der Geist wissen wollen, was auf einer tieferen Ebene in einem Menschen geschieht.

Bisher waren meine Gedanken zu *Avidya* sehr auf das Zwischenmenschliche fokussiert, da wir hier bestehendes Unwissen direkt durch eine achtsame Kommunikation transformieren können. Letztlich initiiert jedoch das erste Klesha, wie alle anderen übrigens auch, einen wichtigen Bewusstseinsprozess, in dem wir erkennen, was wirklich ist. Ein klassisches Beispiel sind Genussmittel und Drogen. Im ersten Moment mögen sie uns Freude spüren lassen, doch werden wir danach immer mit dem Leid konfrontiert, das diese Substanzen in unserem Körper und unserem Geist hinterlassen. Oder wenn wir dem Irrtum anheimfallen, dass uns ein konstantes Faulenzen guttut..

65

Sicherlich brauchen wir regelmäßige Entspannung. Doch führt das Nichtbewegen unseres Körpers zu vorzeitigem Verfall und lässt Leid in Form von Blockaden und Krankheit entstehen.

Bevor wir also jemals hinter die Tür von Wissen und Weisheit geschaut haben, halten wir das Vergängliche für unsere Realität und empfinden großes Leid, wenn wir mit dieser ultimativen Vergänglichkeit konfrontiert werden. Wir können jedoch durch die Tür gehen und lernen, was wahre unvergängliche Freude ist.

Transformation: Auf der zwischenmenschlichen Ebene transformieren wir *Avidya* durch das »Wissen- und Verstehen-Wollen«. Sobald man sich mit einem Menschen auseinandersetzt, Gespräche führt, sich

erkundigt, entsteht Erkennen. Wir öffnen unseren »Herzgeist« – *Avidya* wird zu *Vidya*. Solch ein Wissen kann zukünftiges Leid vermeiden, da wir verstehen, anstatt uns beispielsweise bedroht zu fühlen.

Patanjali bietet in den Yogasutren des Weiteren eine Vielzahl an Tipps, um Bewusstsein zu schaffen und so das Unwissen in Erkenntnis zu verändern. Asana und Pranayama bereiten unseren Körper vor, damit wir in der Meditation unser wahres Selbst kennenlernen. So fallen all die Dinge und Verhaltensweisen, die wir fälschlicherweise für wahr gehalten haben, nach und nach von uns ab.

Wenn *Avidya* die Wurzel aller Probleme ist, so sind die vier weiteren Kleshas die Äste, die aus *Avidya* herauswachsen.

2. Klesha: Asmita

Pada 2, Sutra 6

दृग्दर्शनशक्त्योरेकात्मतेवास्मिता॥६॥

Dṛg-darśana-śaktyor-ekātmata-iva-asmitā ||6||

»Egoismus ist die Identifikation mit dem, was wir sehen, anstatt mit unserem inneren Sehenden.«

Asmita tritt auf, wenn wir die eigene Person missverstehen. Das Wort »Persona« kommt aus dem Lateinischen und bedeutet Maske. Wir identifizieren uns demnach mit unserem Äußeren, mit unseren oberflächlichen

Attributen. Erliegen wir dieser Identifikation, laufen wir Gefahr, ein überzogenes Ego oder vielleicht ein Minderwertigkeitsgefühl zu entwickeln. Beides gilt als *Asmita*, die Verhaftung mit dem Ego. Natürlich brauchen wir unsere Persona im Alltag, da sie unserer sozialen Interaktion dient. Doch lehrt uns die Yogaphilosophie, dass wir weder unsere Gefühle, Gedanken, Meinungen oder die Rollen, die wir einnehmen, sind. Denn all dies ist vergänglich und wird durch unsere Sinneseindrücke beeinflusst. Patanjali geht es mit dem Aufzeigen von *Asmita* darum, zu dem Bewusstsein zurückzufinden, dass wir der innere Beobachter sind und nicht die Wahrnehmung durch unsere Sinne selbst.

Ein Aspekt von *Asmita* ist die Identifikation mit dem Vergänglichen. Die Identifikation zum Beispiel mit materiellen Dingen oder Errungenschaften, wie unserem Auto, dem Haus, dem Job, obwohl wir diese Dinge jederzeit verlieren können. Ein weiteres Element der Veränderung sind unsere Gefühle. Sie kommen und gehen, und dennoch identifizieren wir uns bisweilen mit ihnen. Allein unsere Sprache drückt dies aus: »Ich BIN wütend, ich BIN traurig, ich BIN glücklich«, etc. Doch wenn wir davon ausgehen, dass unser Wesenskern unveränderlich ist und Gefühle unbeständiger Natur sind, so können wir bewusst mit ihnen umgehen, schon allein indem wir sagen: »Ich fühle mich wütend, ich fühle mich gerade leicht und froh ...« Dieser Umgang mit den Gefühlen wird dazu führen, dass wir Gefühle zwar wahrnehmen und zulassen, wir jedoch nicht von ihnen überwältigt werden. Wir

vermindern dadurch Drama und ein emotionales Auflösen in unserem Leben. So können wir Gefühle verwenden als das, was sie sind: ein Werkzeug der Wahrnehmung und des Lernens.

Auch bei *Asmita* gilt: Jede Identifikation, die dir auffällt, ist ein Gewinn. Gehe in diesem Prozess sanft mit dir und anderen um. Wenn wir uns über Jahre hinweg – vielleicht sogar ein ganzes Leben lang – mit unserem Job oder der Rolle als Mutter, Ehemann, Künstlerin, Sportler, etc. identifiziert haben, so mag es ein wenig dauern, bis wir dieses Selbstbild loslassen können. Yoga möchte uns einladen, das Spiel des Lebens bewusst zu spielen.

Ich weiß also, dass ich nicht meine Handstandpraxis bin, auch wenn ich viel Freude und Selbstbewusstsein dadurch gewinne. Durch dieses eher losgelöste Bewusstsein wird es mir leichter fallen, wenn ich in einem gewissen Alter zum Beispiel keine Handstände mehr machen kann. Meine Welt wird nicht auseinanderfallen. Denn ich weiß, dies ist nur ein Spiel.

Der andere Klassiker von *Asmita* ist das Gegenteil von überzogenem Ego wie Hochmut und Stolz. Es ist die Tendenz des Selbstmitleids. Gedanken, in denen wir uns selbst fertigmachen und Glaubenssätze kreieren wie: »Immer passieren mir so schreckliche Dinge«, »Nie habe ich Glück«, »Mich will doch sowieso keiner« usw.

Meine persönlichen *Asmita*-Glaubenssätze waren lange Zeit »Ich muss alles alleine machen und ich bin für alles verantwortlich«. Als älteste von vier Geschwistern und sehr selbständiges Wesen hat mich dies regelmäßig zur Erschöpfung und Überforderung geführt. Durch die Auseinandersetzung mit den Kleshas und eine begleitende Therapie habe ich gelernt, um Hilfe zu bitten. Ich habe aufgehört, mich mit diesen Gedanken zu identifizieren, und konnte so meine innere Tür öffnen. Dies führte dazu, dass ich viel mehr Vertrauen und Verbundenheit in meinem Leben habe. Es ist eine wichtige Erfahrung für die Menschen, die uns nahestehen, dass wir uns verletzlich zeigen können.

Weitere *Asmita*-Eigenschaften sind:

▌ **Recht haben zu müssen:** Wir wollen das letzte Wort haben. Wir verstricken uns in endlose Diskussionen, da wir andere Meinungen nicht zulassen können. Wir wirken besserwisserisch und belehrend. Wir geben ungefragte Ratschläge.

▌ **Besser sein zu müssen / Perfektion:** Wir erlauben uns nicht, Fehler zu machen, und haben deshalb Schwierigkeiten, etwas Neues zu lernen oder auszuprobieren. Wir können nur schwer spontan sein. Wir zeigen uns nicht verletzlich, sondern nur mit dem, was wir gut können. Wir legen Fokus auf die Fehler anderer, da sie von unseren eigenen Fehlern ablenken.

▌ **Konkurrenzverhalten / Die Tendenz, zu vergleichen:** Beim Yoga kommt dies leider häufig vor, indem wir unsere Körper mit denen der anderen Yogis vergleichen, rein äußerlich oder auch auf den Fortschrittsgrad der Yogapraxis bezogen.

Transformation: Wir transformieren *Asmita*, indem wir ein »sowohl als auch« zulassen, wenn wir die Meinungen anderer als Gewinn und nicht als Mangel wahrnehmen und so eine ganzheitliche Sicht auf das Leben erhalten. Außerdem heilen wir die Fixierung auf unser Ego, wenn wir uns und anderen erlauben, Fehler zu machen bzw. verletzlich und menschlich zu sein. In der Summe geht es darum, die Fülle in der Komplexität des Lebens zu preisen, Verbundenheit zu spüren und ein gesundes Ego zu entwickeln, im Sinne eines gesunden Selbstwertes.

3. Klesha: Raga

Pada 2, Sutra 7

सुखानुशयी रागः ॥७॥

Sukha-anuśayī rāgaḥ ||7||

»Aus einer freudvollen Erfahrung entsteht Gier.«

Wenn uns etwas sehr gut gefällt und wir positive Gefühle damit verbinden, wollen wir meistens mehr davon. Dies umschreibt erst einmal ein sehr menschliches Verhalten. Doch laufen wir Gefahr, dass aus diesem Wunsch nach mehr eine Sucht entsteht. In diesem Moment kreieren wir *Dukha* (Leiden).

Raga (Begehren, Festhalten) ist demnach das Klesha, das ein potenzielles Suchtverhalten definiert. Es zeigt sich energetisch wie ein Sumpf, der alles in sich aufnimmt, jedoch nicht mehr abgibt. *Raga* birgt den Irrtum, dass wir durch »das Mehr« von etwas oder jemandem zu Glück finden. Es umschreibt zudem die Herausforderung, das richtige Maß zu finden und »ein Genug« als Lebenseinstellung zu kultivieren. Häufig liegen unseren Süchten unbefriedigte Grundbedürfnisse nach liebevoller Aufmerksamkeit und Nähe zugrunde, die ihre Wurzeln meist schon in der Kindheit haben. Doch wie *Raga* in sich beschreibt, geht es in diesem Sinne auch hier um ein Loslassen, da wir als Erwachsene lernen dürfen, uns diese Bedürfnisse selbst zu schenken.

Weitere Aspekte von Raga sind:

- **Nicht loslassen können:** Wir halten sowohl an materiellen Dingen als auch an Orten oder Beziehungen fest, selbst wenn uns diese nicht mehr dienen oder guttun.
- **In der Vergangenheit leben:** Statt sich auf das Hier und Jetzt zu konzentrieren, denken wir an Vergangenes und trauern diesem nach. Dies können ehemalige Beziehungen sein, Wohnorte oder Lebenssituationen. Sätze wie: »Früher war alles besser«, »Mit XY wäre so etwas nie passiert« oder »Wäre ich doch in XY geblieben« sind Klassiker. Wir hindern uns damit selbst am Wachsen und Vorankommen.
- **Nicht teilen können:** Wir sind wie ein Fass ohne Boden, voller Gier und bekommen nie genug. Wir suchen stets nach einem »neuen Kick«. Außerdem unterstützt *Raga* auch den Geiz. Da wir nicht loslassen wollen, fällt es uns schwer zu teilen. Dieses Verhalten ist im Grunde die unterbewusste Angst, uns selbst zu verlieren, da wir uns fälschlicherweise mit unserem »Hab und Gut« identifizieren.

Transformation: Die schnellste Transformation von *Raga* geschieht durch Dankbarkeit. Diese stellt sich ein, wenn wir anerkennen, was wir bereits haben und dies wertzuschätzen lernen. So bringen wir den Fokus vom Mangel auf die Fülle. Dasselbe können wir auch auf Beziehungen jeder Art anwenden. Anstatt den Fehler bei dem anderen hervorzuheben und bei allem, was uns dieser Mensch »nicht gibt«, lege dein Augenmerk auf die Schönheit und den Reichtum, den dieser Mensch mit seinem Licht in dein Leben bringt.

Die Fähigkeit, loszulassen, kann wunderbar unterstützt werden, indem wir lernen, unsere Gefühle zuzulassen, da insbesondere Trauer einen emotionalen Loslassprozess extrem unterstützen kann. Auch kleine Rituale, wie zum Beispiel etwas, was wir loslassen wollen, aufzuschreiben und danach zu verbrennen, können helfen, *Raga* zu transformieren.

Im Falle des Loslassens alter Kindheitstraumata und dem nicht erfüllten Bedürfnis nach Liebe und Akzeptanz, hilft die Superpower der Vergebung. Unsere Eltern haben in den meisten Fällen ihrerseits nicht gelernt, wie es ist, geliebt zu werden. Unsere Großeltern waren zumeist noch kriegstraumatisiert und hatten es ihrerseits sehr schwer, Liebe zu zeigen. Durch die Praxis der Vergebung heilen wir nicht nur uns selbst, sondern können Generationen von Traumata erleichtern und vielleicht sogar auflösen. Dies schafft wiederum ein tieferes Verständnis von unserer Interkonnektivität und kultiviert die sehr erstrebenswerte Qualität des Mitgefühls.

Auf einer tieferen Ebene heilen wir *Raga* wie auch die anderen Kleshas, indem wir erkennen, dass wir weder unser Körper noch unsere Gedanken, Gefühle oder Identität sind. Wir lernen loszulassen, wenn wir uns mit unserem Kern, mit unserer Seele verbinden und erkennen, dass wir nichts zu verlieren haben, dass wir Licht sind, dass wir liebenswert sind.

Raga-Reflexion

Hier kannst du deinem *Raga*-Klesha auf die Schliche kommen. Reflexion: Was möchtest du loslassen? Was dient dir nicht mehr? Es können tatsächliche Dinge sein, aber auch Glaubenssätze, berufliche Situationen oder ungesunde Beziehungen.

4. Klesha: Dvesha

Pada 2, Sutra 8
दुःखान्शयी द्वेषः॥८॥

Duḥkha-anuśayī dveṣaḥ ||8||

»Leidvolle Erfahrungen kreieren unbegründete Abneigung.«

Dvesha (Ablehnung, Hass) ist das Gegenteil von *Raga* und zeigt sich wie die Präsenz eines Felsens: fest und nichts-einlassend. Doch wie entsteht *Dvesha* in uns? Unverarbeitete schmerzhafte Erfahrungen können sich in uns festsetzen wie Mauern. Sie kapseln uns ein, lassen uns hart werden und lassen nur noch wenig hindurch. Auf der einen Seite mag es sich wie eine Schutzschicht anfühlen. Doch andererseits betrachten wir das Leben dadurch immer durch den Filter dieser Schutzwand. Dies führt zu einer beträchtlichen Einschränkung unserer sozialen Intelligenz und auch unserer Liebesfähigkeit.

Dvesha drückt sich in den folgenden Qualitäten aus:

▌ **Voreingenommen sein:** Auch wenn wir etwas noch nicht ausprobiert haben, lehnen wir es von vornherein ab. Wir verhalten uns parteiisch und können keine oder nur schwer eine objektive Haltung einnehmen. Wir bleiben lieber in unserer Komfortzone.

▌ **Vorurteile:** Wir bewerten Menschen aufgrund ihrer Herkunft, Hautfarbe, sozialem Status und allgemein des Aussehens wegen.

▌ **Einsamkeit:** Wenn wir alle und alles ablehnen, sind wir letztendlich auf uns allein gestellt. Wir werden zu einem Eremiten, sind abgekapselt und werden gemieden. Wir denken, die Welt ist gegen uns.

Transformation: Die Eigenschaft der Ablehnung lässt sich am besten durch die Praxis des Mitgefühls und einer freundlichen Grundhaltung verändern. Besonders geeignet sind zum Beispiel die buddhistische Metta-Meditation oder Karma-Yoga, in dem man andere Menschen unterstützt. Auf einer tieferen Ebene bedeutet die Transformation von *Dvesha*, die Erkenntnis des yogischen Grundgedankens: »Wir sind alle eins, wir sind alle *Brahman*.« Doch um Mitgefühl schenken zu können, ist es wichtig, uns selbst mitfühlend zu begegnen. Wenn wir aufgrund von schmerzhaften Erfahrungen hart geworden sind, ist es häufig nicht leicht und zum Teil unmöglich, alleine wieder einen Zugang zu unserem Herzen zu finden. Es ist immer ein Zeugnis von Mut und wahrer Größe, wenn wir uns Hilfe holen, zum Beispiel bei einem Freund oder einem Therapeuten.

Auch allgemeine Flexibilität hilft, wenn wir uns in *Dvesha* verlieren. Ganz im Sinne von Bruce Lee (Kampfkünstler, 1940 – 1973): »Be like water, my friend« hilft es uns, entspannt zu bleiben, einmal tief durchzuatmen und fünfe grade sein zu lassen. Wir müssen nicht auf alles reagieren!

Interessant ist auch, dass das Leben uns häufig genau die Menschen in unser Leben bringt, bei denen ein eher entgegengesetztes Klesha am Wirken ist. So ziehen sich zum Beispiel Felsen und Sümpfe regelrecht an. Vielleicht hast du diese Dynamik schon einmal bei anderen oder in einer eigenen Beziehung beobachtet? Wenn wir zum Beispiel mehr und mehr von einem Menschen im Felsenmodus wollen und nie genug ist, so wird dieser sich höchstwahrscheinlich in seine harte Schale zurückziehen und unnahbar werden. Umgekehrt wird es für uns schwierig sein, mit einem aktiven *Dvesha*-Verhalten eine gesunde Beziehung aufzubauen, wenn wir emotional nicht verfügbar sind, alles mit uns selbst ausmachen und uns verkapseln. Im besten Fall lernen diese Gegensätze voneinander und treffen sich in der Mitte.

Dvesha-Reflexion

Wir haben alle unsere *Dvesha*-Anteile. Hier findest du Platz zur Reflexion: Was hilft dir, dich zu öffnen? Was entspannt dich? Was sehnt sich in dir nach Heilung?

5. Klesha: Abhinivesha

Pada 2, Sutra 9

स्वरसवाही विदुषोऽपि तथारूढोऽभिनिवेशः॥९॥

Svarasvāhi viduṣo-,pi samārūḍho-,bhiniveśaḥ ||9||

»Auch bei weisen Menschen besteht die Angst vor dem Tod,
da sie die menschliche Angst vor der Ungewissheit ist.«

Abhinivesha (Wurzel der Angst), ist menschlich und nicht verkehrt. Angst ist eine Emotion, die uns schützt und lenkt, damit wir uns nicht in unsichere Situationen begeben. Unser Körper reagiert zum Beispiel mit Angst als Schutzmechanismus, wenn wir einen Handstand machen wollen, ohne Vorkenntnisse zu besitzen oder trainiert zu sein. Unser Körper sagt dann: »Nein« und verschließt sich. Oder bei der Abkürzung durch die dunkle Gasse. Plötzlich fängt unser Herz zu rasen an und wir fühlen uns unwohl. Diese Ängste sind angebunden an eine Bedrohung und sind sehr wichtig, da sie unseren Selbsterhaltungstrieb ausmachen.

Doch haben wir alle auch irrationale Ängste, die es herauszufinden gilt, da sie uns hindern, unser volles Potenzial zu entfalten. Diese destruktiven Ängste zeigen sich zum Beispiel wie folgt:

▎ **Unsicherheit:** Wir machen uns Sorgen, was andere über uns denken. Wir sind leicht manipulierbar und richten unser Leben an den Meinungen anderer aus.

▎ **Zweifel an der eigenen Identität:** Wir ziehen alles in Zweifel, wissen nicht, ob etwas richtig oder falsch ist bzw. wir zweifeln an uns selbst. Die Frage: »Wer bin ich« löst Unbehagen in uns aus.

▎ **Angst vor dem Tod:** In *Abhinivesha* identifizieren wir uns mit unserem physischen Körper. Da wir im Laufe unseres Lebens immer wieder damit konfrontiert werden, wie verletzlich und später auch wie vergänglich unser physischer Körper ist, erleiden wir Todesängste. Diese innere Haltung begünstigt Panikattacken, unerklärliche Angstzustände und allgemeine Angst vor Kontrollverlust. Diese Angst kann sich auf unser gesamtes Leben ausbreiten und dazu führen, dass wir nicht mehr lebendig sind, obwohl wir noch nicht gestorben sind.

Transformation: Unterschiedliche Techniken und Meditationen führen uns an die Idee heran, dass wir mehr als unser Körper sind, da dieser unausweichlich wieder zu Erde werden wird. Sobald wir dies akzeptieren und uns von der Identifikation an das Materielle Schritt für Schritt lösen, wird auch die Angst vor dem Tod und allgemein vor Kontrollverlust weniger. Wir verankern unseren Geist im Wesentlichen und erkennen, dass unser Kern unzerstörbar ist.

Als ich mit 18 Jahren mit Yoga und Meditation begann, war die für mich wichtigste Frage: Wer bin ich? Diese Frage kam nicht von irgendwoher, da alles, mit dem ich mich identifiziert hatte, weggefallen war. Ich hatte gerade meinen kompletten Freundeskreis verlassen, da dort außer Party und Playstation leider nicht viel mehr passierte. Meine Intuition sagte mir, dass es noch mehr gäbe,

und ich machte mich auf die Suche. Ich begann in einem esoterischen Buchladen zu arbeiten. Zu Beginn verwirrten mich all die Informationen, Glaubenssysteme und philosophischen Weisheiten. Doch die Frage nach dem »Wer bin ich« öffnete eine Tür in mir, durch die ich seither immer wieder in meiner Meditation gegangen bin. Was dahinter ist, kann ich nicht in Worte kleiden. Es ist ein Zustand, den ich durch einen gesunden Lebenswandel und meine Yogapraxis begünstige bzw. ermögliche. Es fühlt sich warm an. Und sicher. Es ist ein Ort, an dem ich immer willkommen bin. Ein Ort reiner Liebe.

Transformation der Kleshas

Pada 2, Sutra 11

ध्यानहेयास्तद्वृत्तयः॥ ११ ॥

Dhyāna heyāḥ tad-vṛttayaḥ ||11||

»Das Innehalten und Meditation helfen uns, leidvolle Spannungen zu mildern.«

Die Lücke erkennen: Wir alle kennen ihn, den Klassiker einer Konfliktsituation, in der eine übersteigerte Reaktion eine andere auslöst. Gerade wenn wir in Rage sind, sagen und tun wir potenziell Dinge, die Leid verursachen. Schon allein ein tiefer Atemzug oder das Verlassen der unmittelbaren Gegebenheit kann ein wichtiges Unterbinden der »Kleshas in Aktion« erwirken. Ich bin selbst immer sehr froh, wenn ich mich in

solchen Situationen an die »Lücke zwischen den Momenten« erinnere. Es ist unsere Freiheit, bewusst zu wählen, wie wir mit Situationen umgehen. Die Meditation auf unsere Atmung kann die benötigte Achtsamkeit dafür kultivieren. Denn es ist meistens ein sehr delikater, kurzer Augenblick, für den wir den Fokus unseres Herzens brauchen, um ihn zu erkennen.

Liebevolle Selbstannahme: Wenn wir uns mit unseren Schatten auseinandersetzen, ist es immer ratsam, einen positiven Fokus und einen lösungsorientierten Ansatz einzuladen. Wir wollen sowohl reflektieren als auch erkennen und eine gesunde Akzeptanz kultivieren. Sobald wir einen inneren Zustand angenommen haben, beginnen wir bereits die Transformation, indem wir ein Lernen zulassen und unsere jetzige subjektive Wahrnehmung mit einer höheren Wahrheit austauschen, die Weite in unseren Geist und Körper bringt.

Ein gesunder Lebensstil: Des Weiteren ist es hilfreich, alles, was die Kleshas verstärkt, zu vermeiden, wie zum Beispiel: Drogenkonsum, üble Nachrede, negative Informationen konsumieren (Medien), Menschen mit negativen Verhalten und Einstellungen, mangelnde oder zu viel Bewegung, zu viel oder zu wenig Arbeit, negative Gedanken über sich selbst und andere pflegen sowie allgemein alles Verhalten, das den Geist benebelt. Generell gilt es, hier das richtige Maß zu finden: Ein Glas Rotwein statt eine ganze Flasche und eine Folge auf Netflix statt eine ganze Staffel. Denn wie Paracelsus schon sagte: »Die Dosis macht das Gift.«

Die Asana-Praxis: Finde einen Yogastil, der dich mit deiner Essenz, mit deiner Seele verbindet. Oder wie auch immer du diese Essenz benennst. Wenn du Yoga praktizierst, hilft dir die Asana- und Pranayama-Praxis, Gesundheit in deinem Körper zu kultivieren.

Du kannst dadurch Blockaden, die durch die Kleshas manifestiert wurden, auflösen.

Meditation: Um deinen Geist zu öffnen und eine tiefere Wahrheit zu erfahren, eignet sich Meditation im Allgemeinen und Mantra-Meditation im Besonderen, da du diese Mantren auch in den Alltag in Form von *Japa* (= fortwährende, internale Mantra-Rezitation) integrieren kannst. D.h., immer wenn ein störender, dich herunterziehender Gedanke erscheint, wiederholst du dein Mantra und re-zentrierst dich in Wahrhaftigkeit. Dazu eignen sich alle Sanskrit-Mantren, zu denen du dich hingezogen fühlst. Ich empfehle hier eine Einführung von einem Lehrer deines Vertrauens, damit du das Mantra deiner Wahl und seine Bedeutung kennenlernen kannst.

Es existieren zudem viele weitere Techniken, um einen gesunden, geistigen Fokus zu kultivieren, wie zum Beispiel die Arbeit mit Affirmationen, Thai-Chi, Tagebuch schreiben, Spaziergänge in der Natur oder eine deiner Religion angepasste Gebetspraxis, wie zum Beispiel das Ave-Maria, das Vaterunser oder das *Salāt* im Islam.

Wenn du dich aufmachst, deine Kleshas aufzulösen, helfen dir vielleicht diese Gedanken: Wahres Glück ist unsere Essenz. Die Kleshas sind eine Erinnerung daran, uns auf die Suche danach zu machen und die Limitation des Äußeren zu erkennen. Nur in unserer Mitte finden wir wahren Frieden.

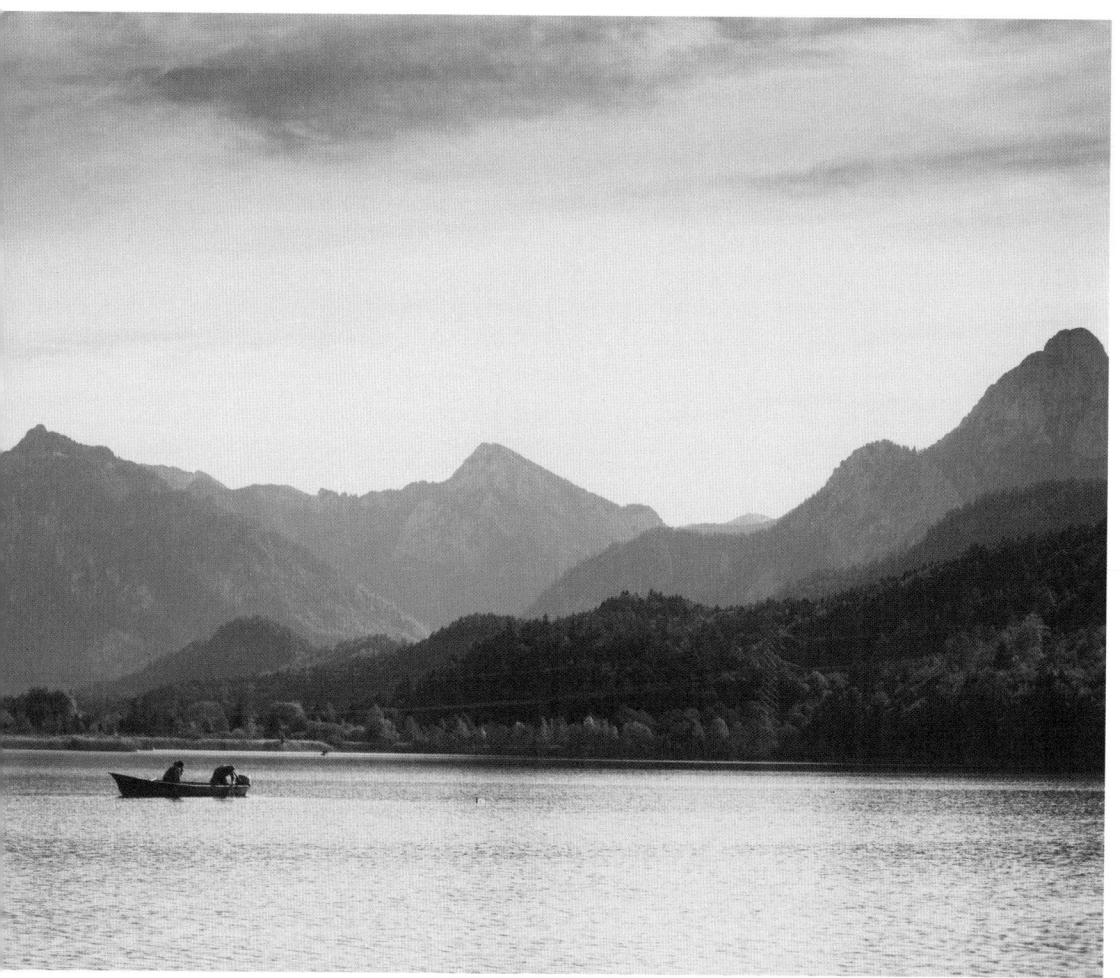

Sangha – Inspiration Anderer

Ich führe nun ein paar sehr schöne Reflexionen von drei unterschiedlichen Menschen
zu dreien der Kleshas auf, als Inspiration,
wie du die Kleshas für dich nutzen kannst.

Asmita: Das zweite Klesha aus Patanjalis Schriften, Asmita, bedeutet Identifikation. Es entspricht dem, was wir auch als »Ego« bezeichnen. Bis zu einem gewissen Maße ist unser Ego überlebensnotwendig: Es sorgt beispielsweise dafür, dass wir unsere Grundbedürfnisse wahrnehmen und erfüllen (z.B. schlafen, essen, Bedürfnis nach Sicherheit). Weniger hilfreich ist unser Ego dagegen, wenn wir uns damit zu stark identifizieren. Ein Hinweis auf diese Überidentifikationen sind »Ich bin«-Sätze. Im inneren Dialog oder im alltäglichen Sprachgebrauch verwenden wir diese Sätze zumeist, wenn wir uns mit Rollen (z.B »Ich bin…eine schlechte Mutter/ der beste Yogalehrer/ ein braves Kind«) oder mit leidvollen Erfahrungen aus der Vergangenheit (z.B. »Ich bin… nicht genug/ zu viel/ nicht geliebt«) überidentifizieren. Ich denke, es wird spürbar, wie uns Asmita hier begrenzt, kleinhält und uns in starren Kategorien von »gut« und »schlecht« denken lässt. Nicht selten ist es der Fall, dass uns unsere »Ich bin«-Sätze wenig bewusst sind. Wie ein Hintergrundrauschen begleiten sie uns durch den Tag und lassen uns die Welt durch sie hindurch interpretieren.

So hat mich die unbewusste Identifikation »Ich bin nicht genug« immer wieder in Arbeitsexzesse gestürzt – mit dem Ergebnis, nur knapp am Ausbrennen vorbeizuschrammen. Oder meine langjährige Überzeugung »Ich bin (s)eine Retterin«, die mich in ungesunden Liebesbeziehungen ausharren hat lassen. Auch die Ego-Identifikation schlechthin, »Ich bin besser«, ist mir nicht unbekannt. Sie treibt mich immer wieder in übermäßigen Perfektionismus oder macht es mir schwer, Aufgaben abzugeben.

Eine für mich hilfreiche Haltung in der Auseinandersetzung mit meinen eigenen negativen Identifikationen ist eine liebevolle Sanftheit mir selbst gegenüber. Wenn ich in mir Asmita-Gedanken erkenne, versuche ich, diese mit der Haltung einer neugierigen Forscherin zu inspizieren. Ich beobachte, zu welchen Handlungen sie mich veranlassen und inwiefern sie mein Leben prägen. Das interessierte Auskundschaften meiner Asmita-Prägungen lässt mich diese immer mehr erkennen und so Schritt für Schritt ablegen.   – Sarah Lammer

Dvesha: Ablehnung, Abneigung, Hass. Zu den Kleshas hatte ich mir an unserem letzten Ausbildungswochenende notiert, dass sie sich durch Enge im Körper oder im Geist zeigen. Für mich ist diese Enge besonders als Dvesha zu spüren. Wenn ich drei Jahre in meinem Leben zurückgehe, denke ich vor allem an die Panikattacken, die ich zu diesem Zeitpunkt hatte, und wie sich die Angst als ständiger Begleiter in meinem Leben bemerkbar gemacht hat; ein überwältigendes Übermaß an Abhinivesha. Seitdem habe ich oft das Gefühl, dass ich nur durch ein extremes Achten auf mich selbst mir selbst treu bleiben kann. Das äußert sich leider auch in sehr viel »Einsamkeit«.

Einsamkeit ist grundsätzlich eher negativ behaftet. Dadurch beschrieben, dass ich niemanden mehr habe, der sich um mich kümmert, und ich ganz alleine durchs Leben gehe, klingt Einsamkeit alles andere als schön. Auch wenn Einsamkeit für mich vor allem bedeutet, dass ich meinen Weg gehen kann, merke ich immer wieder, wie viel Ablehnung und Abneigung auch dahintersteckt. Die Ablehnung und Abneigung äußert sich oft darin, dass ich kaum noch Lust habe, mit vielen Freunden unterwegs zu sein. Es strengt mich an, mit vielen Menschen zusammen zu sein, weil ich in großen Runden das Gefühl habe, dass nur über oberflächliche Themen gesprochen wird, viele Gespräche aus meiner Sicht unsinnig sind und sich die Leute gar nicht richtig zuhören. Hier spreche ich nicht über fremde Menschen, sondern über meine Familie, Verwandte und Freunde. Doch wenn ich ein paar Jahre zurückgehe, habe ich die gleichen unsinnigen, oberflächlichen Gespräche geführt, wie es andere immer noch tun. Ist es daher nicht falsch, solche Bewertungen anzustellen und Urteile zu fällen?

Ich denke, genau darum geht es — Gespräche, Handlungen, Verhaltensweisen von anderen anzunehmen und einfach da sein zu lassen. Früher ist mir das leichter gefallen, mich anzupassen und einfach mit dem Strom zu schwimmen. Momentan bin ich an dem Punkt, an dem ich nicht mehr mit dem Strom schwimmen möchte. Das bedeutet aber nicht, mich komplett von allem fernzuhalten zu müssen, sondern vielmehr als ein kleines Licht in der Masse hervorzustechen, ohne dabei alles um mich herum abzulehnen.

Die Ablehnung kommt aus meiner Sicht auch daher, dass ich davon ausgehe, dass wenn ich mich mit meinem veränderten Ich präsentiere, welches meinen Freunden und meiner Familie nicht vertraut ist, ich genauso Ablehnung und Abneigung erfahre. Bevor ich mich darauf einlasse, gehe ich aktuell lieber noch den Weg der Ablehnung gegenüber anderen, um mich selbst zu schützen und nicht verletzt zu werden.

Wenn ich aber genau darüber nachdenke, macht es gar keinen Sinn. Vielmehr darf ich meine neuen Überzeugungen und Verhaltensweisen mit zu meinen Freunden und in meine Familie nehmen und diese ohne Angst vor Ablehnung und Abneigung auch leben.

Dvesha in Form von Ablehnung und Abneigung hat somit zwei Seiten für mich. Aus Angst vor der eigenen Ablehnung durch andere lehne ich Handlungen und Verhaltensweisen von meinen Mitmenschen ab. Letztendlich geht es aber nicht darum, dass wir uns alle gleich verhalten oder alle der gleichen Meinung sind. Deshalb möchte ich mit mehr Offenheit und Toleranz durch mein Leben gehen, mich auf die Andersartigkeit einlassen und daraus Inspiration ziehen. Genauso ist mein Wunsch, mit meiner Art und Einzigartigkeit andere zu inspirieren.

– Julia Frohlock

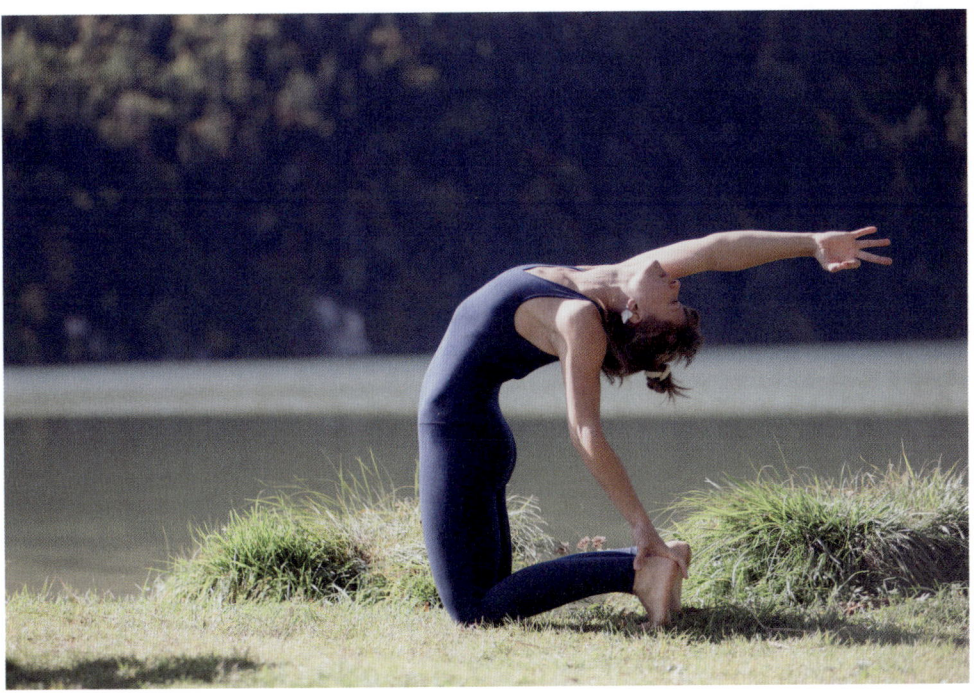

Abhinivesha: Wurzel der Angst, Lebenswille, Selbsterhaltungstrieb

Als ich mich mit dem Thema näher befasste, blieb ich am fünften Klesha hängen, denn spontan widerstrebte es mir, den »Lebenswillen« oder den »Selbsterhaltungstrieb« als Klesha und somit »Ursache des Leidens« (Dukha) anzusehen. Doch wenn man Abhinivesha mit »Anhaften am Leben« oder »Furcht vor dem Vergehen« übersetzt (vgl. Yoga Vidya), wird für mich deutlicher, weshalb es zu den Kleshas zählt. Die »Furcht vor dem Vergehen« bedeutet nicht lediglich die Angst vor dem Tod, sondern auch die Angst vor dem schleichenden Tod: vor Krankheit oder ganz simpel vor dem Altern. Da wir uns in Abhinivesha mit unserem Körper identifizieren und somit sich die Gesamtheit des Daseins aufspaltet, erlebe ich den Alterungsprozess als leidvoll.

Meine Geburtstage feiere ich schon seit meinem 22. Lebensjahr nicht mehr. Nicht, weil ich nicht feiern will, ich feiere gern – nur nicht meine Geburtstage. Denn diese bedeuten, man ist wieder ein Jahr älter und hat ein Jahr weniger auf seiner Lebensliste. An meinem Körper merke ich, dass er schon viele Jahre auf der Welt ist: Stirnfalten erzählen von vielen Sonnenbränden am Meer, Dehnungsstreifen zeigen, wie bereit der Körper war, sich für zwei Wunder auszuweiten, und die Lesebrille wird wohl bald zum Buch dazugehören. Aber diese Sichtweise kann ich so nicht jeden Tag akzeptieren. Es gibt die dunklen Tage, an denen mir meine »Altersveränderungen« eine Last sind und mich leiden lassen. Wenn ich morgens schlecht aus dem Bett komme, weil meine Gelenke nicht rund laufen, wenn ich mich vom Skifahren und Klettern verabschieden muss, weil meine Hüften es nicht mehr mitmachen, oder wenn mir mein Spiegelbild sagt, dass ich keine 30 mehr bin. Das macht mir alles Angst. Aber warum? Zum einen ist es die Angst vor dem Verlust der Unabhängigkeit. Es ist mir sehr wichtig, unabhängig und nicht auf die Hilfe von außen angewiesen zu sein. Zum anderen macht es mir Angst, weil ich das Gefühl habe, mir läuft die Zeit davon. Ich habe noch so viel vor in meinem Leben, aber für manches ist es jetzt schon zu spät. Ich kann nicht sagen, dass ich bisher mein Leben nicht ausgefüllt habe. Auf vieles bin ich stolz. Für fast alles bin ich unendlich dankbar. Es ist also nicht die Angst vor dem Tod an sich, sondern der Verlust an dem Leben, das mir noch alle Türen offen hält.

Ich arbeite an der Akzeptanz der »geschlossenen Türen«. Die Entscheidung, die Yogalehrerausbildung zu machen, und unsere bisherigen Stunden zeigen mir, dass doch noch so viele Türen offen sind – man muss sie nur sehen und durch sie durchgehen.   – Stefanie Morgen

Sadhana Praxis

1. Dein Klesha – deine Chance

Die Kleshas sind sehr ehrlich. Und genau darin liegt unsere Chance! Hier wird nichts beschönigt, aber auch nicht bewertet. Wie eine gute Freundin, die uns ein ehrliches Feedback gibt, wenn wir uns nicht cool verhalten haben. Nun haben wir die Chance, uns selbst zu reflektieren und etwas zu verändern! Das klappt aber nur, wenn wir nicht als Antwort auf dieses wunderbare Feedback in Selbstmitleid versinken oder uns negativ bewerten.

Nutze jetzt deine Chance und kreiere einen sicheren Raum.

Klesha-Reflexion

Frage dich: Was ist momentan das aktivste Klesha in dir? Schreibe auf, warum bzw. wann es dir begegnet und wie es dir damit geht. Wertfrei. Beobachtend. Das Sehen und das Akzeptieren sind die ersten Schritte in die Veränderung.

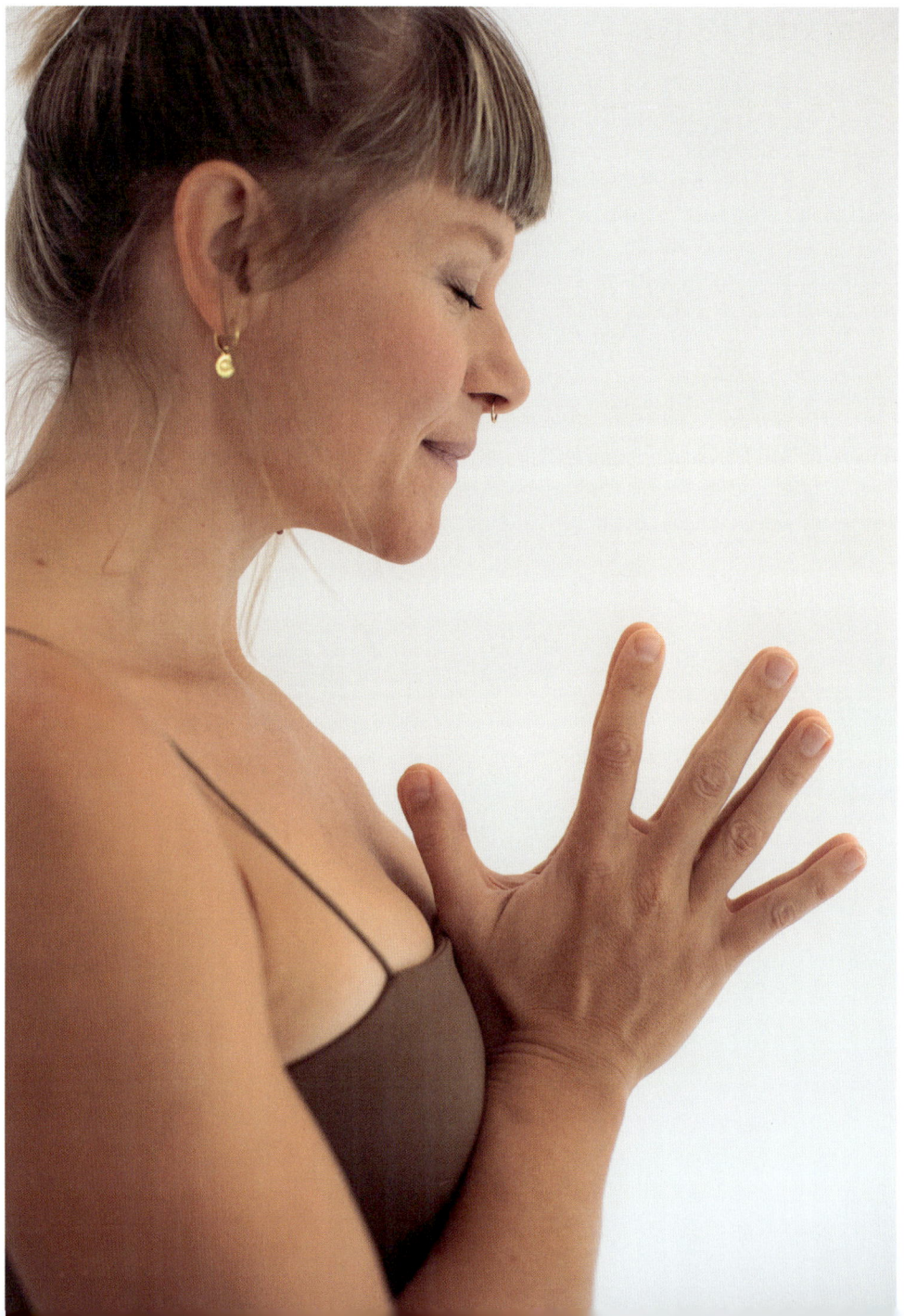

2. Die Popsong-Analyse

Wir hören täglich Musik. Die Popsongs aus den Radio-Charts drehen sich oft um Herzschmerz, Liebe und Sehnsucht ... Ich finde es spannend, herauszulesen, welches Klesha sich in einem Song verbirgt. So finden wir spielerisch einen tieferen Zugang zu diesem alten Wissen und lernen, die Kleshas in uns und um uns zu erkennen.

Klar, es ist leichter, einen Song zu analysieren, als sich selbst. Wir dürfen bei dieser Analyse mit dem Bewusstsein herangehen, dass es sich nicht nur um ein Lied handelt, sondern sich – je nach Lied – ein Mensch auch damit zeigt. Ich möchte mit dieser Betrachtung demnach nicht in eine Wertung gehen oder einen Musikgeschmack hinterfragen. Zudem sind diese Analysen erst einmal nur Spekulationen. Den wahren Inhalt und ob unser Bezug zu dem jeweiligen Klesha stimmig ist, würden wir wohl nur von dem Künstler selbst erfahren.

Die Musik von Bushido ist meines Erachtens zum Beispiel getragen von Ablehnung und Hass, was dem Klesha *Dvesha* entspricht. Seine Texte sind sehr intensiv. Er beschreibt ein schweres Leben auf der Straße, das ihn misstrauisch gemacht hat und ihn hart werden lassen hat. Wer weiß, vielleicht hat Bushido ja mal Lust auf eine Metta-Meditation? Zudem ist ihm Materielles, wie teure Autos etc. sehr wichtig, er identifiziert sich damit. Hier wirkt das Klesha *Asmita*, die Verhaftung mit dem Ego.

Songanalyse: »Only Fear of Death« von 2Pac Shakur

2Pac besingt in seinem Lied *Only Fear of Death* buchstäblich seine Angst vor dem Tod, im Zusammenhang mit Bestrafung, was dem Klesha *Abhinivesha* entspricht:

[…]
They wanna bury me, I'm worried,
I'm losin' my mind
Look down the barrel of my 9,
and my vision's blurry
Fallin' to pieces, am I guilty?
I pray to the Lord
But he ignores me, unfortunately,
cause I'm guilty
[…]

Songanalyse: »Bury a Friend« von Billie Eilish

Auch im Song *Bury a Friend* it *Abhinivesha* zu finden, einmal mit der Angst vor dem Einschlafen bzw. dem Tod und dann mit den Fragen, was ihr Freund über sie denkt:

[…]
What do you want from me?
Why don't you run from me?
What are you wondering?
What do you know?
Why aren't you scared of me?
Why do you care for me?
When we all fall asleep, where do we go?
[…]

83

Songanalyse: »Million Reasons« von Lady Gaga

Hier noch eine ganz tolle Analyse zum Klesha *Raga* von Julia Frohlock, die sie als Teilnehmerin meiner Yogalehrerausbildung schrieb: »*Das Sutra 2.7. ›Drängendes Verlangen entsteht aus einer freudvollen Erfahrung‹ hat für mich eine große Bedeutung. Es beschreibt das Klesha Raga, das bei uns ein Suchtverhalten auslösen kann. Es kann sich z.B. darin zeigen, nicht loslassen zu können bzw. an Dingen, Situationen oder Menschen in der Vergangenheit festzuhalten, weil wir mit den Situationen oder mit den Menschen einen schönen Moment oder ein schönes Gefühl in Verbindung bringen. Raga beschäftigt mich selbst auch immer wieder. Es fällt mir sehr schwer, mich von Personen zu trennen, und ich spüre die emotionale Abhängigkeit in Beziehungen. Ich finde immer wieder Gründe, warum ich in einer Beziehung bleiben sollte, obwohl es mir nicht guttut oder obwohl ich nicht mehr davon überzeugt bin. Ich hänge auch sehr an vergangenen schönen Situationen, z.B. meine beiden längeren Auslandsaufenthalte. Genauso fällt es mir oft schwer, mich von kleinen Dingen wie Klamotten zu trennen, selbst wenn ich sie nicht mehr trage. Ein sehr schöner Song, der zu diesem Sutra und vor allem zum Klesha Raga passt, ist folgender Liedtext:*

*You're giving me a million reasons
to let you go
You're giving me a million reasons
to quit the show
You're givin' me a million reasons
Give me a million reasons
Giving me a million reasons
About a million reasons
[...]
I bow down to pray
I try to make the worst seem better
Lord, show me the way
To cut through all his worn out leather
I've got a hundred million reasons
to walk away
But baby, I just need one good one to stay
[...]*

Auch hier handelt es sich wieder um einen Song, der eine Liebesbeziehung beschreibt. Gleich zu Beginn in den ersten Zeilen wird klar, dass es eigentlich eine Million Gründe gibt, diese Beziehung zu verlassen. Sie singt davon, dass sie immer wieder versucht, die schlechten Dinge gut aussehen zu lassen. Das beschreibt Raga wunderbar, weil sie so an der anderen Person festhält und trotz aller Dinge, die einen Grund geben zu gehen, versucht sie weiterhin, das Glück darin zu finden. Diese Strophe zeigt, wie wir uns aufgrund von Raga manchmal im Kreis drehen, uns selbst im Weg stehen, statt den nächsten Schritt zu gehen und unser Wachstum voranzutreiben. – Julia Frohlock

Asana, Pranayama & Meditation

Auch wenn unsere Schatten bzw. die Wirkung der Kleshas durch körperliche Empfindungen wahrnehmbar sind, möchte ich in diesem Kapitel keine Asana-Reihe, sondern eine sehr wertvolle Meditation mit dir teilen.

Die Metta-Meditation

Metta ist Pali und bedeutet Freundschaft bzw. liebevolle Aufmerksamkeit.

Die Metta-Meditation ist eine der wichtigsten buddhistischen Meditationen. Das Ziel ist hierbei, die Haltung der liebenden Güte in sich selbst zu kultivieren und auf alle fühlenden Wesen auszuweiten. Sie ist eines der stärksten Werkzeuge, um negative Gefühle und Gedanken in Weisheit zu transformieren und unsere Schatten zu heilen.

So läuft die Metta-Meditation ab:

▌ Begib dich in die Meditationshaltung deiner Wahl. Finde eine Auswahl im Kästchen.

▌ Singe das buddhistische Mantra des Mitgefühls »Om Mani Padme Hum« oder ein anderes Mantra, das dich berührt, um dich in deinem Herzen zu zentrieren und die Energie liebevoller Güte zu aktivieren.

▌ Schließe die Augen und nimm ein paar tiefe Atemzüge in deinen Herzraum.

▌ Visualisiere nun dich selbst vor deinem inneren Auge und umgib dich mit einem Mantel aus hellem, goldenem Licht, Herzenswärme und Kraft.

▌ Visualisiere einen Menschen vor deinem inneren Auge, den du liebst, und umgib ihn oder sie mit einem Mantel aus hellem, goldenem Licht, Herzenswärme und Kraft.

▌ Visualisiere einen Menschen vor deinem inneren Auge, mit dem du unangenehme Gefühle oder Erinnerungen verbindest, und umgib ihn oder sie mit einem Mantel aus hellem, goldenem Licht, Herzenswärme und Kraft.

▌ Visualisiere die Erde vor deinem inneren Auge und umgib sie mit einem Mantel aus hellem, goldenem Licht, Herzenswärme und Kraft.

▌ Visualisiere alle Lebewesen vor deinem inneren Auge und umgib sie mit einem Mantel aus hellem, goldenem Licht, Herzenswärme und Kraft.

▌ Singe zum Abschluss wieder das buddhistische Mantra des Mitgefühls »Om Mani Padme Hum« oder ein anderes Mantra, das dich berührt.

SPIRITUELLE GUIDELINES

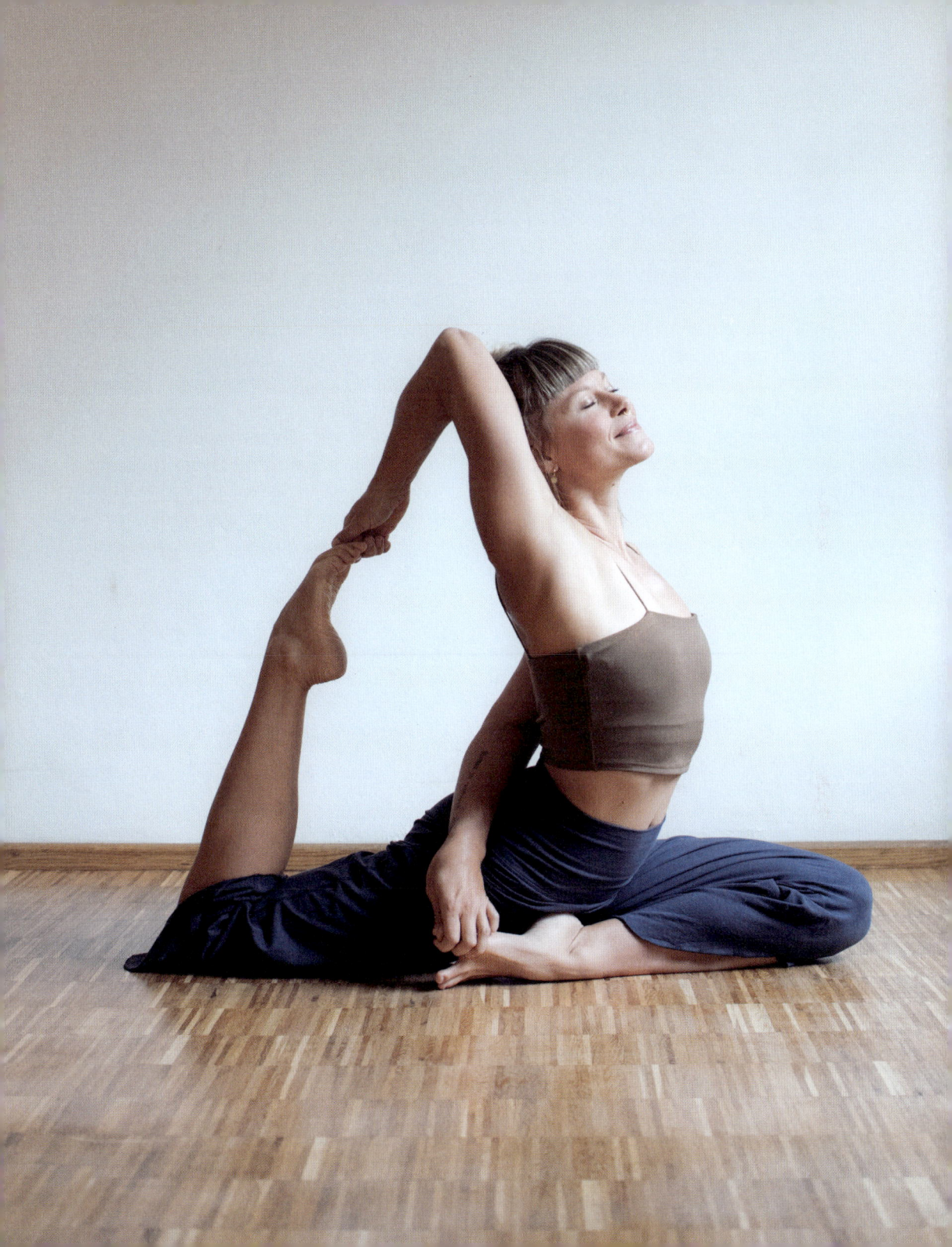

Ashtanga – Der achtgliedrige Pfad des Yoga nach Patanjali

Regeln haben oft etwas Limitierendes. Sie schränken uns in unserem eigenen Verhalten ein und erfordern Anpassung. Gleichzeitig setzen sie die Maßstäbe für ein angenehmes und sicheres Miteinander. Selten gibt es zum Beispiel eine Beziehung oder eine Lebensgemeinschaft ohne Regeln. Häufig sind dies auch unausgesprochene ethische Verhaltensweisen des gesunden Menschenverstandes, wie das Grundbedürfnis nach Ehrlichkeit und Zuverlässigkeit. Regeln sind Absprachen und geben uns zwar Grenzen, aber damit auch eine gemeinsame Richtung.

Ich finde es unglaublich spannend, den achtfachen Pfad unter dieser Prämisse zu betrachten. Handelt es sich bei den acht Stufen der *Ashtangas* für dich um Regeln, Leitlinien oder einfach gesunden Menschenverstand?

Ashtanga besteht aus *Ashta* (Acht) und *Anga* (Glied). *Ashtanga*: Die acht Glieder.

Der achtgliedrige Yogapfad gehört zum Raja Yoga – dem königlichen Weg, mit dem Ziel der Herrschaft über den Geist. Viele stellen ihn mit dem Yoga Sutra gleich, er ist aber nur ein kleiner Teil davon und ist zum Ende des zweiten und zu Beginn des dritten Kapitels des Yoga Sutra zu finden.

Die acht Stufen, auch *Ashtangas* genannt, stellen einen Leitfaden dar, mit dem wir die Herausforderungen des Lebens meistern, unsere Schatten (*Kleshas*) transformieren und so Leid vermindern können.

Die ersten fünf Glieder (*Yama, Niyama, Asana, Pranayama, Pratyahara*) werden als die äußeren *Angas* bezeichnet, im Sinne, wie wir uns verhalten, und die letzten drei (*Dharana, Dhyana, Samadhi*) als die inneren Glieder, da wir hier den Fokus nach innen lenken.

Im folgenden Sutra definiert Patanjali diesen achtfachen Pfad:

Pada 2, Sutra 29

यम नियमासन प्राणायाम प्रत्याहार धारणा ध्यान समाध्योऽष्टावङ्गानि ॥२९॥

Yama niyama-āsana prāṇāyāma pratyāhāra dhāraṇā dhyāna samādhayo-,
ṣṭāvaṅgāni ||29||

»Die acht Glieder des Yoga sind: Yama, Niyama, Asana, Pranayama, Pratyahara, Dharana, Dhyana und Samadhi.«

Die acht Glieder des Yoga

1. *Yama* – 5 Eigenschaften für den Umgang mit anderen
2. *Niyama* – 5 Eigenschaften für den Umgang mit sich selbst
3. *Asana* – Sitzhaltung, physische Übungen & Positionen
4. *Pranayama* – Atemlenkung, Atemübungen
5. *Pratyahara* – Das Zurückziehen der Sinne
6. *Dharana* – Konzentration
7. *Dhyana* – Meditation
8. *Samadhi* – Vereinigung, Erleuchtung

Meine liebe Freundin, Lehrerin und Kollegin Gabriela Bozic führt den *Ashtanga* mit folgenden Worten ein:

»*Yoga wird hier als achtgliedriger Pfad beschrieben. Klassisches Yoga ist die Anwendung von Yama und Niyama, um den Körper-Geist in müheloser Stille zu halten, freudvoll und stabil zugleich (Asana). Diese Stille entfaltet sich auf natürliche Weise und umhüllt den Körper bis hin zum Ursprung des Bewusstseins – über Asana, Pranayama, Pratyahara, Dharana, Dhyana bis Samadhi. Dieses Umhüllen ist das natürliche Ergebnis einer leidenschaftlichen Erforschung der Natur des Selbst.*

Yoga ist die Entspannung in die willkommenen Tiefen des Menschseins hinein – in all seiner unverbesserlichen Unvollkommenheit. Jeder Versuch, dem Körper, dem Atem oder dem Geist etwas aufzuzwingen, verdunkelt diese Tiefen. Das Einnehmen von Haltungen ist kein Yoga. Atemkontrolle ist kein Yoga. Kontrolle des Geistes ist kein Yoga. Yoga resultiert aus der Erforschung der tiefsten Tiefen des Menschseins.

Diese Untersuchung ist keine intellektuelle Untersuchung. Es geht darum, zu üben und so tief wie möglich in dem präsent zu sein, was tatsächlich in Körper und Geist geschieht. Wenn dies möglich wird, entsteht die subtile Einheit des Menschseins. In der Erkenntnis der Grundlage des Menschseins wird die Einheit des Lebens verwirklicht und alle Trennungen und Spaltungen werden durchschaut. Dann befinden wir uns dort, wo wir schon immer waren, wissen es aber endlich: in der unausweichlichen Gegenwart der (göttlichen) Liebe.«

Ich möchte dir nun eine detaillierte Erklärung des achtgliedrigen Yogapfades nach Patanjali bieten.

Das 1. und 2. Glied des Ashtanga: Yamas und Niyamas

Die einzelnen *Yamas* und *Niyamas* haben jeweils viele unterschiedliche Facetten. Damit du herausfinden kannst, was sie für dich bedeuten, werden sie im Detail erklärt. Die *Yamas* machen den ersten Punkt der *Ashtangas* aus und stehen für die ethischen Guidelines im Umgang mit anderen.

Die fünf Yamas

1. *Ahimsa* – Gewaltlosigkeit, Nichtverletzen
2. *Satya* – Wahrhaftigkeit, Aufrichtigkeit
3. *Asteya* – Nichtstehlen
4. *Brahmacharya* – Maßregelung
5. *Aparigraha* – Unbestechlichkeit, Bescheidenheit

1. Ashtanga / 1. Yama: Ahimsa

Pada 2, Sutra 35:

अहिंसाप्रतिष्ठायं तत्सन्निधौ वैरत्याघः ॥३५॥

Ahiṁsā-pratiṣṭhāyaṁ tat-sannidhau vairatyāghaḥ ||35||

»Je achtsamer wir uns verhalten, desto mehr werden sich auch die Menschen um uns herum friedvoll und sicher fühlen.«

Himsa bedeutet »Leid verursachen« oder »töten«. »A« bedeutet »nicht«. *Ahimsa* ist demnach die Gewaltlosigkeit sich selbst und anderen gegenüber und zwar in Gedanke, Wort und Tat. *Ahimsa* ist sowohl im Hinduismus (und somit im Yoga) als auch im Buddhismus und Jainismus eines der wichtigsten Prinzipien. Es ist deshalb das erste der *Yamas* im achtgliedrigen Yogapfad.

Im Grunde ist *Ahimsa* die Essenz der Yogasutren, die den Raja Yoga umschreiben, da es im Raja Yoga darum geht, den Geist friedlich werden zu lassen und Leiden zu minimieren. Gerade zur heutigen Zeit, in der wir konfrontiert sind mit Kriegen, sozialer Ungerechtigkeit, Machtmissbrauch und der Ausbeutung der Erde, ist es wichtig, das zu tun, was wir können: Frieden und

Achtsamkeit in unserem eigenen Leben zu kultivieren. Wie wir dies umsetzen, muss tatsächlich jeder selbst entscheiden, da wir alle individuelle Lebensumstände und Kapazitäten haben.

Eine gesunde Aggression: Ich finde es wichtig zu betonen, dass *Ahimsa* nicht bedeuten sollte, keine Grenzen mehr zu setzen. Dies ist bisweilen ein großes Missverständnis in der Yogawelt. *Ahimsa* fängt immer bei uns selbst an. Und wenn wir uns in einer unzumutbaren Situation befinden, die Gewalt gegen uns selbst richtet, ist es wichtig, bei Bedarf nicht nur klar zu sein, sondern auch laut! Aggression hat seinen Wortstamm im Lateinischen: *aggredere*, was so viel bedeutet wie: »beginnen«, »etwas in Angriff nehmen«, »sich wenden an«, aber eben auch »angreifen« oder »überfallen«. Es ist demnach erst einmal wertfrei und beschreibt unsere aktive Energie, die wir brauchen, um etwas anzugehen. Es ist wichtig, dass wir diese Energie nicht unterdrücken! Denn es ist auch die Qualität, mit der wir für etwas einstehen und in einigen Situationen auch »Nein« sagen, um Gewalt von außen zu unterbinden. Mit *Ahimsa* ist also nicht gemeint, einfach alles hinzunehmen.

Ahimsa in der Ernährung: Veganismus und Vegetarismus sind in der Yogaszene ein großes Thema. *Ahimsa* möchte uns hier daran erinnern, dass jedes Lebewesen lebens- und liebenswert ist. Dass die Würde des Menschen, aber eben auch aller anderen Lebewesen unantastbar ist. Die von mir erwähnten unterschiedlichen Lebensumstände machen es aber zum Beispiel nicht jedem Menschen einfach, als Veganer zu leben, auch wenn dies das Leben von Tieren ultimativ schützen würde. Zum einen ist der Regalinhalt in unseren Supermärkten wesentlich umfangreicher als die Nahrungsversorgung in vielen anderen Ländern. Wenn das Grundbedürfnis nach Calcium und Proteinquellen bedeutet, Tierprodukte zu sich nehmen zu müssen, da es keine Fleischersatzprodukte oder Nahrungsergänzungsmittel gibt, dann ist es wichtig, dies nicht als *Himsa* – als Gewaltakt zu bewerten. Die Nahrungsmittelversorgung im Westen ist ein Privileg.

Des Weiteren gibt es verschiedene Blutgruppen, denen jeweils eine unterschiedliche Ernährung empfohlen wird. Der Blutgruppe 0 wird nach der Blutgruppendiät von Peter D'Adamos (Naturheilkundler, *1956) nahegelegt, regelmäßig tierische Eiweiße, wie sie in rotem Fleisch und Fisch vorkommen, zu sich zu nehmen. Gehörst du jedoch der Blutgruppe A an, solltest du auf Fleisch, Eier, Milchprodukte und Weizen verzichten und wärst somit die perfekte potenzielle Veganerin. Doch handelt es sich auch bei der Blutgruppendiät um ein Konzept, das du für dich überprüfen solltest.

Macht es mit diesen Informationen Sinn, andere für ihren Konsum an Tierprodukten zu verurteilen? Wenn wir einem elitären Denken anheimfallen, hat dies zum Teil auch gewaltsame Tendenzen. Es ist wichtig, achtsam zu sein und das Gesamtbild eines Menschen zu betrachten. Letztendlich macht es sowieso keinen Sinn, mit aller Macht zu versuchen, sich in ein Korsett an Erwartungen – zum Beispiel die der Yogaszene, in der wir alle im Optimalfall Veganer sind – hineinzupressen. Sei auch hier zuerst liebevoll mit dir selbst und finde heraus, was dir möglich ist und was dir guttut. Aufbauend darauf, gestalte deine Nahrungsaufnahme vor allem bewusst! Wenn du den Luxus der breiten Lebensmittelauswahl hast und dir vielleicht sogar ärztlich empfohlen wurde, einmal pro Woche rotes Fleisch zu konsumieren, kannst du darauf achten, dass die Tiere zumindest ein verhältnismäßig gutes Leben hatten, und Biofleisch einkaufen. Wir versuchen in dem Fall, die Gewalt und das Töten so gering wie möglich zu halten. Wenn dein Körper kein Fleisch braucht, rate ich dir vom Fleischkonsum ab. Nicht nur, weil es sich bei den Tieren um wunderbare Lebewesen handelt, die ein Recht auf Leben haben, sondern auch, weil es wesentlich umweltfreundlicher ist.

Ahimsa in Gedanke, Wort und Tat: Wir wollen mit _Ahimsa_ nicht nur Leid vermeiden, sondern auch verhindern, schlechtes Karma aufzubauen. Im Endeffekt geht es also auch um deine Intention und das Maß an Bewusstsein, mit dem du denkst, redest und handelst. Wahres _Ahimsa_ kommt aus dem Herzen. Um dies zu kultivieren, können wir lernen, unsere Gedanken, Worte und Taten an unseren inneren Werten auszurichten.

In den Veden (heilige Schrift im Hinduismus) werden die drei unterschiedlichen Wege des Verletzens konkret benannt:

▌ _Manasika_: Gewalt der Gedanken
▌ _Kacaka_: Gewalt des Redens
▌ _Kayaka_: Gewalt des Handelns

Ich möchte diese drei Arten anhand von zwei Variationen derselben Situation erklären, die fast jedem von uns widerfahren könnte.

Variation A: Wir fahren nach einem langen Tag mit dem Auto im dichten Feierabendverkehr. Wir fühlen uns gestresst, müde und hungrig – der Tag war nicht der beste. Hinter uns kommt ein Mercedes Benz immer näher und fährt uns bei der nächsten roten Ampel, an der wir halten müssen, hinten auf.

Nach dem ersten Schock steigen wir aus, werden wütend und denken über den älteren Herrn am Steuer: »Der ist doch ganz offensichtlich zu alt zum Fahren! Sicher wird dieser aufgeblasene Benzfahrer alles auf mich schieben wollen. Das ist doch mal wieder ein Klassiker. Aber mit mir macht der das nicht!«

Der erschrockene Mann sieht unser wütendes Gesicht, hat Angst um seinen Führerschein und geht direkt in die Verteidigungshaltung. Der Streit beginnt mit harten Worten und Vorwürfen. Es folgt ein aufwendiges Verfahren mit Gerichtskosten, Briefen vom Anwalt und der Auseinandersetzung mit der Versicherung.

Variation B, dieselbe Situation: Der Tag verlief nicht wirklich gut, aber wir haben uns nach Feierabend noch kurz mit einem Kollegen auf eine Bank gesetzt, tief durchgeatmet und festgestellt, wie schön der Gärtner die Außenanlage des Bürogebäudes gestaltet hat. Danach sitzen wir im Auto, machen unseren Lieblingssong an und freuen uns auf zu Hause. Als uns der alte Herr auffährt, denken wir kurz »auch das noch«, atmen jedoch tief durch und steigen aus, um uns erst einmal zu vergewissern, dass dem Fahrer des anderen Autos nichts passiert ist. Nachdem wir freundlich gefragt haben, ob alles in Ordnung ist, steigt der Fahrer, der noch ganz aufgewühlt ist, aus und entschuldigt sich aufrichtig. Seine Frau sei im Krankenhaus und er wisse nicht, wo ihm der Kopf stehe. Es wäre sicher besser gewesen, mit dem Taxi zu fahren, und er wird selbstverständlich für die Kosten aufkommen.

Herausforderungen werden immer auf uns zukommen. In diesen Momenten können wir für uns reflektieren, wie verankert wir bereits in unserer Yogapraxis sind. Wut auf uns selbst und andere Menschen ist in den meisten Fällen, vor allem wenn es sich um ein fortwährendes Sich-Aufregen handelt, sehr ungesund für unseren Körper und unsere Psyche. Darüber hinaus schaffen wir eine destruktive Situation, in der ansonsten kein Gras mehr wachsen kann.

Wenn wir allgemein negative Perspektiven auf das Leben kultivieren, haben wir negative Gedanken, die sich in unseren Worten und Taten widerspiegeln. Entwickeln wir jedoch ein Bewusstsein dafür, dass wir alle ein Teil derselben Quelle und so miteinander verbunden sind, legen wir den Fokus auf Konstruktivität und lernen, den Menschen um uns herum einen Vertrauensvorschuss zu schenken – auch in herausfordernden Situationen wie im Straßenverkehr.

Etwas Gutes tun: Interessant finde ich zu betrachten, dass wir in der Definition von *Ahimsa* meistens das Augenmerk auf die Dinge legen, die es zu verhindern gilt. Doch was ist mit dem Guten, das wir aktiv geben können und dadurch gar keinen Raum für Negativität, geschweige denn Gewalt schaffen?

Hier ein paar konkrete Beispiele:

Hunde im Tierheim ausführen; Im Kindergarten, Hospiz oder Altersheim Bücher vorlesen; Mit alten Menschen spazieren gehen und ihnen zuhören; Lebensmittel mit Organisationen wie »Foodsharing« retten; Yogakurse für Flüchtlinge anbieten; Kleidung und Haushaltsgegenstände an Flüchtlingsheime spenden; Für kranke oder die älteren Nachbarn mit einkaufen; Die Menschen um dich herum anlächeln; Wertschätzung aussprechen; Freundlich grüßen; … und wenn du zu wenig Zeit, aber etwas Geld übrig hast: Spenden an gemeinnützige Organisationen!

Was spricht dich persönlich an und was lässt sich in deinen Alltag integrieren? Die Erfahrung, etwas zu tun, ohne etwas dafür zurückzuerwarten, ist eine ganz besondere und lässt in uns die Herzqualitäten wie Mitgefühl und Verständnis wachsen.

1. Ashtanga / 2. Yama: Satya

Pada 2, Sutra 36:

सत्यप्रतिष्ठायां क्रियाफलाश्रयत्वम् ॥३६॥

Satya-pratiṣṭhāyāṁ kriyā-phala-āśrayatvam ||36||

»Wenn wir fest in der Wahrhaftigkeit begründet sind,
dient das der Reifung unseres Handelns.«

An dieser Stelle möchte ich gern die Erläuterung meiner lieben Freundin und Kollegin Satya Jotpal Kaur einfügen, da sie es mit ihren Worten wunderbar getroffen hat:

»Unsere Taten folgen unseren Gedanken. Wenn wir also die richtigen Gedanken haben, folgen daraus richtige und gute Taten. Aus der Verankerung in der Wahrhaftigkeit folgt reifes Handeln, eines, das zum Guten führt.
Wir haben selbst die Kraft, uns auszurichten. Das, was wir denken, lässt unsere Worte und Handlungen entstehen – Gesetz der Anziehung.
Na dann richten wir doch »einfach« unsere Gedanken auf die richtigen Dinge, jene, die

uns erheben, die uns voranbringen. Doch warum ist das so schwer? Wieso lebe ich dann nicht einfach immer und durchgängig mein ›Sat Nam‹, meine Wahrhaftigkeit?
Mein Geist leistet ganze Arbeit und schickt mir fleißig Ablenkung. Alte Muster, Ego, Bequemlichkeit, die Liste an Ausflüchten ist lang. Doch wie finde ich in diesem ganzen Gedankenchaos nun heraus, ob ein Gedanke ein richtiger ist?
Das für dich Richtige ist, wonach der wahre Kern deiner Seele strebt. Das Göttliche in dir. Mitgefühl, Liebe, pure Essenz. Vielleicht könnte man es auch Authentizität nennen – wobei Wahrhaftigkeit (Satya) dann doch leichter auszusprechen ist,
Handle ich authentisch? Spreche ich au-

thentisch? Denke ich authentisch? Authentizität, Wahrhaftigkeit, das Richtige ist, wenn es sich leicht anfühlt.

›If it's not a HELL YES, it's a NO!‹

Dann liegt es also doch ganz in meiner eigenen Kraft. Es liegt an mir, mir selbst zuzuhören. Und zwar meiner Intuition, meinem höheren Selbst, meiner puren göttlichen Essenz. Wenig hilfreich dabei ist, dass diese innere Stimme oft leiser ist als der innere Schweinehund, ein jahrelang angeeigneter Glaubenssatz und so weiter.

Wenn der Wecker frühmorgens für mein Sadhana, meine tägliche spirituelle Praxis, klingelt und es draußen noch dunkel ist, ruft meine »innere Stimme« laut und verführerisch, ich könne mich doch umdrehen und im kuschelig warmen Bett weiterschlafen. Das wäre auf den ersten Blick ein ganz klares ›HELL YES!‹.

Doch spüre ich ganz genau hin, bemerke ich den wohlwollenden Gedanken, der mich murrend aufstehen, mich unter die kalte Dusche stapfen und auf meiner Yogamatte Platz nehmen lässt. Dieser Gedanke weiß, dass es das Richtige für mich ist. Dieser Gedanke, also mein eigener Geist, der wahrhaftige, göttliche Anteil in mir, möchte nicht nur Gedanke bleiben, sondern Handlung werden.

Quasi ein Teufelskreis – oder in diesem Fall ein ›Engelskreis‹: In meiner Meditation verbinde ich mich mit mir selbst, um in den schwierigen Situationen (wie das Wecker-Ignorieren am Morgen), wenn die irreführenden Gedanken laut sind, leichter mit mir selbst in Verbindung zu treten und zu hören, was wirklich wahrhaftig ist. Diese Gedanken formen dann meine Handlungen (aufstehen und auf die Yogamatte setzen), was wiederum zur tieferen Verbindung mit mir selbst führt.

Zugegeben, so früh aufstehen ist nicht die Wahrhaftigkeit von jedem, aber für mich ist es das. Das bringt mich weiter. Ich verbinde mich mit meinem Höheren Selbst, richte mich für den Tag aus, begegne den Herausforderungen des Alltags mit Anmut und kann in Liebe und Mitgefühl agieren.

Machen wir uns also frei und leer, dann wird dein Geist Platz haben, und das Richtige wird zu dir fließen. Wahrhaftige Gedanken werden sich zeigen. Im Kern bist Du. Du lenkst deine Gedanken, je bewusster du bist. Und aus diesen wahrhaftigen Gedanken entstehen wahrhaftige Worte und Taten, die dich und dein Umfeld erheben, dein ›Sat Nam‹.«

1. Ashtanga / 3. Yama: Asteya

Pada 2, Sutra 37

अस्तेयप्रतिष्ठायां सर्वरत्नोपस्थानम्॥ ३७॥

Asteya-pratiṣṭhāyāṁ sarvaratn-opasthānam ||37||

*»Wenn wir nichts nehmen, was uns nicht gehört,
kommt Reichtum wie von selbst zu uns.«*

Normalerweise setze ich mich hin und schreibe einen Text herunter. Doch bei *Asteya* habe ich ein paar Tage gebraucht, da in mir ein Widerstand war. Ich denke, es liegt an dem, was es in mir ausgelöst hat. Da ich generell für mehr Authentizität in der Welt bin, habe ich mich nun entschieden, auch mit diesem Thema ehrlich umzugehen und mich zu zeigen. Der Widerstand in mir war meine Scham, da ich als Kind und Jugendliche viel geklaut habe. Es war definitiv ein Hilferuf und ich war noch ein Kind, aber dennoch habe ich es sehr bereut, als ich mit 18 Jahren anfing – mit Beginn meiner täglichen Meditation –, die Menschen zu fühlen, die ich beklaut und hintergangen hatte. Das von mir ausgelöste Leid hat mein Herz zerspringen lassen und es tat mir, wortwörtlich, sehr leid.

Diebe rechtfertigen häufig ihre Taten damit, dass doch das Klauen nicht wirklich Schaden anrichtet. Weil es zum Beispiel besonders reichen Menschen gehört, weil es doch das »System« ist, das beklaut wird, oder eine bestimmte Marke, der gescha-

det wird usw. Doch stehen hinter all diesen Dingen immer Menschen. Selbst wenn jemand denkt, dass etwas nur von einer äußeren Instanz genommen wird, so sind häufig Menschen die Leidtragenden, die wir nicht sehen. Menschen, denen die Schuld zugeschrieben wird, Verkäufer, die weniger Provision bekommen und die vielleicht sogar ihren Job verlieren. Hinzu kommt das Verlieren der Würde. Es ist ein unglaublich mieses Gefühl, hintergangen oder beklaut zu werden. Deshalb ist es so wichtig, andere so zu behandeln, wie wir selbst gern behandelt werden wollen. Ich zeige mich hier mit meiner Vergangenheit, weil es auch in der Yogaszene noch Menschen gibt, die stehlen. Und ich möchte dir, wenn dem so sein sollte, die Gelegenheit geben, dies zu überdenken. Wenn wir die eigene Isolation überwinden und erkennen, dass wir miteinander verbunden sind, erwacht auch das Bewusstsein, dass wir alles Leid, das wir anderen zufügen, uns selbst zufügen. Wenn wir Qualitäten wie Teilen, Ehrlichkeit und Vertrauen kultivieren, wird uns Vertrauen geschenkt, und die Fülle des Herzens und der Welt liegt uns zu Füßen!

Was ist Diebstahl? Der erste Gedanke zum Stehlen ist herkömmlicherweise das unrechtmäßige Nehmen von materiellen Gütern. In der Regel sind sich die Menschen, mit denen ich bin und arbeite, bereits darüber bewusst, dass Stehlen nicht in Ordnung ist und dass wir uns das Vertrauen, das wir uns alle wünschen, durch Verlässlichkeit und korrektes Verhalten verdienen müssen.

Indem wir nichts nehmen, was uns nicht gehört, kultivieren wir ein ehrliches Gemüt. Dieses wird die energetische Resonanz des Vertrauens bei anderen Menschen erwirken. Wenn wir dieses Wohlwollen ernten, werden wir, was wir brauchen und uns wünschen, auch mit Leichtigkeit empfangen. Wahre Fülle kann man nur empfangen, ohne diese zu manipulieren, zu sehr zu wollen oder unrechtmäßig an uns zu reißen. Doch gibt es noch weitere und äußerst interessante Perspektiven zum Stehlen. So sagt die Tora, die Heilige Schrift der Juden, zum Beispiel, dass es sich bei dem Gebot des »Nichtstehlens« ursprünglich um Menschenraub handelte.

Dies ist ein wichtiger Gesichtspunkt, wenn wir uns den Menschenhandel und die Sklaverei bewusst machen, die über so lange Zeit praktiziert wurden. Für viele Menschen ist dies in Form von Zwangsarbeit und Zwangsehen leider immer noch aktuell.

Einem Menschen oder Tier die Freiheit zu stehlen, ist vielleicht der schlimmste Raub von allen. Ganz abgesehen von den vielen Möglichkeiten, einem Lebewesen die Würde zu nehmen.

Kommen wir noch einmal zurück zum »herkömmlichen« Stehlen.

In der Tora wird weiterhin festgehalten, dass man Geld dem, der es verdient hat, nicht zu lange vorenthalten darf: »Du sollst den Lohn des Tagelöhners nicht über Nacht bei dir stehen lassen bis zum Morgen.« (Tora, 3. Buch. Buch Mose, 19, 13). Dies ist ein spannender Blickwinkel, der uns helfen kann, achtsamer mit Geld umzugehen und zum Beispiel niemandem sein Gehalt oder das Abzahlen eines Darlehens vorzuenthalten.

Im Buddhismus gilt es weiterhin als Diebstahl, wenn wir jemandem wichtige Informationen vorenthalten oder ein geliehenes Buch nicht zurückgeben. Ich finde es auch wichtig, dass wir gerade in den digitalen Medien zum Beispiel zumindest den Menschen erwähnen, von dem wir etwas übernommen haben, einfach aus Respekt und auch, um nicht die Ideen anderer Menschen als unsere eigenen auszugeben.

Stehlen im Alltag: Aufregend wird es, wenn wir die kleinen »Delikte« im Alltag betrachten. Dinge, die dir und mir passieren können, wenn wir unachtsam sind. Wenn wir zum Beispiel in der Bahn vor uns hin dösen, auf unser Handy schauen und nicht mitkriegen, wie eine schwangere Frau, ein

Mensch mit Handicap oder eine ältere Person neben uns steht. Wir enthalten diesem Menschen den wichtigen Sitzplatz vor, weil wir unachtsam sind. Dasselbe gilt für den Raub von Ruhe, wenn wir im Bus zu laut und zu lange telefonieren oder Musik hören. Oder wenn wir jemandem mit Asthma buchstäblich die Luft rauben, weil wir zu starkes Parfüm tragen oder nebenan eine Zigarette rauchen.

Es ist eine sehr schöne Erkenntnis, dass es möglich ist, innerhalb unserer individuellen Freiheit Achtsamkeit zu praktizieren. Es ist zu Beginn schwierig, immer achtsam zu sein, und der Versuch kann durchaus erschöpfen. Zumal viele Menschen es vielleicht gar nicht mitkriegen, wenn du dich bemühst, und es selbst auch nicht immer sein werden. Aber die schönen Momente, in denen Menschen sich gesehen und sicher mit dir fühlen, werden sich häufen. Du wirst dadurch zu einem Magnet für Wunder!

Ist Stehlen erlaubt? Doch ist Stehlen immer schlecht und somit verboten oder gibt es vielleicht sinnvolle Ausnahmen?

Ich habe selbst ein paar Situationen erlebt, in denen ich mir etwas genommen habe, obwohl es nicht mir gehörte, voller Vertrauen, dass die Besitzer dies verstehen und unterstützen würden. Zum Beispiel habe ich mir einmal auf einem Akrobatik-Event einen Tampon aus einer offenen, herumstehenden Kulturtasche genommen, in dem Vertrauen, dass es in Ordnung ist. Oder der Regenschirm, den ich mir eines Tages im Yogastudio geliehen habe, weil niemand mehr da war und es in Strömen goss. Natürlich habe ich ihn am nächsten Morgen wieder vorbeigebracht. Ja, ich habe etwas genommen, was nicht mir gehört, und das ist generell nicht ok. In manchen Notsituationen heiligt meines Erachtens jedoch der Zweck die Mittel.

Ein sehr schönes Beispiel dafür, wann etwas zu nehmen kein Stehlen ist, schreibt Marcus Cohn (Schweizer Anwalt, 1890 – 1953) im »Jüdischen Lexikon«:

»Dem Arbeiter wird sogar gestattet, an dem Obst und den Ähren seinen Hunger zu stillen, in gewissem Sinn ein zugelassener Mundraub (Selbsthilfe); jedoch ist das Recht ausdrücklich auf Stillung des Hungers beschränkt, hingegen darf keine Sichel über das Getreide geschwungen, kein Obst in einem Gefäß mitgenommen werden.«

Für mich schaffen diese Nuancen von Diebstahl eine wichtige Weite und ermöglichen es, situationsbedingt und gerecht, mit entsprechendem Maß zu messen. Wichtig ist, auch hier bei uns selbst zu beginnen. Wie oft belügen wir uns selbst und andere? Wann hast du das letzte Mal aus dem Kühlschrank das verbliebene Stück Kuchen stibitzt, obwohl es eigentlich einem anderen gehörte? Noch spannender ist das, was wir tun, wenn wir uns unbeobachtet fühlen. Hast du schon einmal Kleingeld aus der Geldbörse deiner Eltern genommen, mit dem Gedanken, dass sie es schon nicht merken werden? Oder der Finger, der ein Stück Schoko-Dekoration der Hochzeitstorte stibitzt, die liebevoll für das Ehepaar arrangiert wurde. Vielleicht war es auch ein Konzert-Ticket, das wir nutzen, obwohl es für einen anderen Menschen gedacht war.

Wenn wir in solchen Momenten lernen, integer und aufrichtig zu sein, werden wir zu einer Instanz des Vertrauens. Wichtig dafür ist, zu erkennen, dass wir in den Momenten vor dem Diebstahl immer die Wahl haben, es nicht zu tun.

1. Ashtanga / 4. Yama: Brahmacharya

Pada 2, Sutra 38

ब्रह्मचर्यप्रतिष्ठायां वीर्यलाभः॥३८॥

Brahma-carya pratiṣṭhāyāṁ vīrya-lābhaḥ ||38||

»Durch das richtige Maß erfahren wir große Lebenskraft.«

Brahmacharya ist eine traditionelle Lebensweise, die auf *Brahman*, das Göttliche, ausgerichtet ist, und beinhaltet das Studium heiliger Schriften. Es bedeutet auch sexuelle Enthaltsamkeit, um spirituelle Energie (*Ojas*) aufzubauen. Eine weitere Übersetzung ist die allgemeine Mäßigung und die konkrete Vermeidung von Leid durch sexuelles Fehlverhalten. Gerade Letzteres ist für die heutige Zeit sehr interessant, in der wir über Dating-Apps Sexualität konsumieren können wie Fast Food.

Let's talk about sex: Gerade bei dem Thema Sexualität ist es wichtig, nicht in einer Moralpredigt zu enden, da es bei vielen Menschen bereits sehr schuld- und schambehaftet ist. Sexuelle Energie hat ihren Sitz im zweiten *Chakra* (Energiezentrum) in unserem Unterbauch. Es ist dieselbe Quelle wie für unsere Lebensfreude und Kreativität.

Eine Lehrerin sagte einmal zu mir, dass wir Sexualität viel zu kompliziert betrachten. Es sollte leicht sein, Spaß machen und optional eine tiefe Begegnung zwischen Menschen ermöglichen. Sie sagte, dass man es wie mit Essen handhaben sollte:

Wenn wir hungrig sind, sollten wir essen. Doch wir können darauf achten, was wir essen und wie oft. Da wir in *Ahimsa* bereits darüber reflektiert haben, wie wichtig es ist, die Nahrung bewusst aufzunehmen, fällt diese Wichtigkeit auch in den Bereich unserer Sexualität.

Ehrlichkeit und Achtsamkeit mit unserem Sexualpartner sollten deshalb immer die erste Wahl sein. Wenn es für dich wichtig ist, zu spielen und auszuprobieren oder vielleicht mal mehrere Partner gleichzeitig zu haben, dann mache diese Erfahrung, aber mache sie ehrlich. In meinen Augen ist alles erlaubt, solange wir einen erwachsenen Menschen finden, der ganz klar dasselbe will wie wir.

Da ich mir erlaubt habe, selbst ein wenig auszuprobieren, wirst du hier nicht lesen, dass man nur einen Partner haben sollte für den Rest seines Lebens. Aber es kann ganz sicher eine schöne Erfahrung sein! Nach zwei offenen Beziehungen weiß ich für mich, dass eine monogame Beziehung interessanter ist, da sie tiefer und intimer sein kann. Doch das wusste ich erst, nachdem ich geforscht habe. Diese Phase war sehr wichtig, weil sie mich gelehrt hat, dass Sexualität nichts mit Schuld zu tun hat. Es war immer leicht und hat viel Freude bereitet. Aber es war nicht unbedingt tief und hat mir zwar Erfahrung geschenkt, aber es hat mein Herz nur mittelmäßig berührt.

Die Entscheidungen in deiner Sexualität hängen demnach zusammen mit dem, was du gerade brauchst und mit den Menschen in deinem Leben. Jede sexuelle Interaktion muss getragen sein von einer ehrlichen Kommunikation der Bedürfnisse und Grenzen sowie einem gemeinsamen Konsens. Dies ist nicht diskutabel.

Da eine lebendige Sexualität auch die Gefahr birgt, zu einer Sucht und dadurch zu einer Ablenkung vom Wesentlichen zu mutieren, ist die Ehrlichkeit uns selbst gegenüber die Reflexion, die wir brauchen, um uns nicht auf diesem Weg zu verlieren.

Selbstverständlich ist das Thema sehr komplex. Es gibt Phasen, in denen wir keine Lust auf Sex haben oder bestimmte Projekte (wie zum Beispiel ein Buch zu schreiben) wichtiger sind. Auch Beziehungen gehen durch verschiedene Phasen, und häufig nimmt das sexuelle Feuer im Laufe der Zeit, auch wenn wir älter werden, etwas oder ganz ab. Idealerweise passiert dann genau das, was *Brahmacharya* ursprünglich bedeutet: dass wir die kreative Energie nach oben lenken und spirituelle Weisheitsenergie kreieren. Auch wenn sie sehr schön sein kann, Sexualität ist nicht alles.

Weiterhin kann Sex in Phasen der Heilung von Traumata sowie physischer Krankheit unmöglich bzw. auch kontraproduktiv sein. Wichtig ist hier das Wissen, dass gesunde Grenzen in dieser Thematik sehr wichtig sind. Du darfst immer Nein sagen. In vielen Fällen brauchen wir statt eines sexuellen Akts in Wahrheit einfach Nähe zu einem anderen Menschen. Dies zu erkennen, kann sexuellem Fehlverhalten vorbeugen, mit dem wir uns in diesem Falle eventuell selbst verletzen würden.

Sexuelles Fehlverhalten ist leider auch in der Yogaszene ein kritisches Thema. Um keinen Roman nur über dieses Thema zu schreiben, möchte ich hervorheben, wie wichtig es ist, die Position als Yogalehrer oder -lehrerin nicht auszunutzen. Schüler befinden sich in einer verletzlichen Position, da sie zu ihren Lehrern aufschauen. Sie sind Schutzbefohlene. Menschen, die dieses Vertrauen auszunutzen, haben meines Erachtens nicht verstanden, worum es im Yoga geht, und müssen für ihr Fehlverhalten zur Verantwortung gezogen werden. Doch möchte ich uns auch als Schüler zu Bewusstsein einladen. Behalte immer einen kritischen Geist und wähle weise, wem du dein Vertrauen schenkst. Jeder Lehrer ist vor allem erst einmal ein Mensch. Du solltest deinen Lehrer und deine Lehrerin auf deren Integrität prüfen.

Die Kunst der Mäßigung: Wie es jedoch aus der Übersetzung des Sutras hervorgeht, so bedeutet *Brahmacharya* nicht nur die Vermeidung von sexuellem Fehlverhalten. Es geht eben auch um die allgemeine Fähigkeit, sich zu mäßigen. Wenn wir in

der Lage sind, alles, was wir tun, was wir zu uns nehmen, was wir geben und was wir sagen, zu mäßigen, lernen wir, Energie zu lenken, anstatt sie zu verlieren. Mäßigung schenkt uns Meisterschaft über unser Leben und unsere Lebenskraft. Leben heißt in unseren jungen Lebensjahren ein Spielen und Ausprobieren. Haben wir uns selbst mehr kennengelernt, wissen wir irgendwann, welches Maß an Schlaf, Essen, sozialen Kontakten und Sex uns guttut. Wir können dann Verantwortung übernehmen, um dieses Maß bewusst zu gestalten. Yoga hilft uns dabei, die Mitte zu stärken, um zu unserem individuellen Maß zu stehen, es zu kultivieren und einzelnen Lebensphasen anzupassen. Beispielsweise ist es wesentlich schwieriger, als Elternteil immer das richtige Maß an Schlaf zu bekommen, an Freizeit oder an Zeit mit der Familie. Dafür wird das Maß an leuch-

tenden Kinderaugen höchstwahrscheinlich etwas größer sein. Das richtige Maß finden bedeutet in unserer Gesellschaft oft, nicht auszubrennen und fünf auch mal grade sein zu lassen.

1. Ashtanga / 5. Yama: Aparigraha

Pada 2, Sutra 39

अपरिग्रहस्थैर्ये जन्मकथन्तासम्बोधः॥३९॥

Aparigraha-sthairye janma-kathantā sambodhaḥ ||39||

»Wenn wir nur nehmen, was wir brauchen, erkennen wir uns selbst und das Leben.«

Aparigraha bedeutet auf der einen Seite das Nicht-Annehmen von Geschenken, sofern an diese manipulierende Qualitäten geknüpft sind, und auf der anderen die Bescheidenheit, in der wir uns mit dem zufriedengeben, was wir bereits haben.

Die Herausforderung der Bestechlichkeit: Wenn wir uns bestechen lassen, werden wir gelenkt von den Wünschen anderer. Es ist in dem Fall unmöglich, den eigenen inneren Werten zu folgen, was dazu führt, dass wir von unserem Lebensweg abkommen können oder Schwierigkeiten haben, diesen zu erkennen. Gerade in der Politik oder beruflichen und religiösen Führungsebenen, kann Bestechlichkeit ganze Systeme zerbrechen lassen. Denn geben wir dieser Art der Korruption nach, wird unser inneres Rückgrat gekrümmt und meistens leiden auch andere Menschen darunter.

Ich finde in dem Zusammenhang mit *Aparigraha* das Wort »Genügsamkeit« sehr passend. Wenn wir durch die Praxis der anderen *Yamas* bereits gut in unserem Herzen verankert sind, können wir nun lernen, was genug ist, und damit zufrieden sein. Wir werden dadurch unbestechlich und innerlich stark. Oft sind Menschen bereits an dem Punkt, an dem sie ein hohes Bewusstsein und viel Mitgefühl entwickelt haben, wenn das Leben ihnen die Herausforderung eines Geschenkes mit daran verbundenen Erwartungen bringt. Wir werden in diesem Moment in unserer inneren Wahrheit gefordert. Wenn wir dieses Geschenk annehmen, schränkt es uns mehr oder weniger in unserer Freiheit ein. Doch diese brauchen wir, um im besten Gewissen zu handeln. Kommt das Geschenk jedoch von Herzen, wird es frei von Erwartung gegeben und wir können uns daran erfreuen.

Genug ist genug: Das 5. Yama lädt außerdem ein, keine Gegenstände zu horten. Sicherlich ist ein gewisser Vorrat an Lebensmitteln sehr praktisch. Doch geht es hier um eine gute Mitte, in der wir nur so viel einkaufen, wie wir wirklich brauchen. Sobald die Regale überquellen, wir Lebensmittel zu häufig wegschmeißen müssen, jeden Monat fünf neue Outfits gekauft werden und zehn Yogamatten unseren eigenen Praxisraum zieren, ist es einfach zu viel. Wir werden zum Sammler und fokussieren unseren Geist auf äußere, vergängliche Dinge.

Genügsamkeit bedeutet, die wahren Werte kennenzulernen und zu wissen, dass wir in der Tat ohne ein Übermaß an Shopping genug sind. Es ist weiterhin eine wichtige Antwort auf den Klimawandel, da wir Menschen diesen durch unsere Gier nach mehr beschleunigen.

Einfach alles spenden? Darüber hinaus wird mit Bescheidenheit auch Besitzlosigkeit verbunden. Gerade in der spirituellen Szene, wenn wir zum Teil Mönche, Swamis und Nonnen als Vorbilder haben, kann dies verwirrend sein. Als Nonne oder Mönch wird ein Gelübde der Entsagung abgelegt. In vielen buddhistischen Klöstern dürfen die Mönche und Nonnen noch nicht einmal eigenes Essen erwerben, sondern sind auf die Spenden der Bevölkerung angewiesen. Dies ist in unserem Alltag für die meisten nicht umzusetzen. Wir brauchen eine gewisse Sicherheit, um auf der materiellen Ebene einen ruhigen Geist einzuladen. Dadurch wissen wir, dass wir Erspartes für unvorhergesehene Zahlungen haben. Doch ist es ein Unterschied, wenn wir unsere Rücklagen horten und immer mehr ansammeln, statt beispielsweise auch ab und zu etwas zu spenden. Wir dürfen lernen, in einem gesunden Maß darauf zu vertrauen, dass immer genug für uns da sein wird.

Aparigraha **in der Praxis:** Es gibt beim Thema Aparigraha interessante Überschneidungen mit Brahmacharya (Mäßigung, 4. Yama) und Santosha (Zufriedenheit, 2. Niyama): Auch wenn es jeweils unterschiedliche Gewichtungen gibt, geht es doch im weitesten Sinne darum, zu lernen, was genug ist. Es ist eine sehr schöne Praxis, um unser Konsumverhalten gesunden zu lassen, sollten wir hier von der Bahn abgekommen sein.

Aparigraha-Reflexion

Hier ein paar Fragen zu deinem Konsumverhalten. Antworte ehrlich und überlege, was du selbst tun könntest, um Aparigraha in dein Leben einzuladen:

1. Schmeißt du viele Lebensmittel weg?
2. Wann hast du das letzte Mal deine Klamotten aussortiert?
3. Wann gehst du shoppen? Wenn du wirklich etwas brauchst oder weil du gefrustet bist, dich alleine fühlst oder eben als »nicht genug«?
4. Hast du Angst, wenn es um deine Finanzen geht?

103

Kommen wir nun zu den *Niyamas* – der zweite Punkt der *Ashtangas*. Die fünf *Niyamas* sollen für die eigene yogische Lebensweise inspirieren.

Die fünf Niyamas:

1. *Saucha* – Reinheit
2. *Santosha* – Zufriedenheit, Dankbarkeit
3. *Tapas* – Askese, Disziplin
4. *Swadhyaya* – Studium religiöser Schriften, Selbststudium
5. *Ishvara Pranidana* – Die Hingabe ans Göttliche

2. Ashtanga / 1. Niyama: Saucha

Pada 2, Sutra 40

शौचात्स्वाङ्गज्गुप्सा परैरसंसर्गः॥४०॥

Śaucāt svāṅga-jugupsā parairasaṁsargaḥ ||40||

»Durch innere Reinheit verlieren wir eine übermäßige Fixierung auf das Körperliche.«

Geistige Reinheit vs. physischer Reinheit: Ein reiner Geist hilft, sich auch im Körper rein zu fühlen, da sich diese untereinander bedingen. Ich kann dies sehr gut nachvollziehen, da sich meine Meditation wie ein klärendes Bad anfühlt, das nach einem langen Tag auch Reinheit in den Geist bringt. Ich wasche mit diesem Ritual den Tag ab – sowohl mit dem Wasser als auch mit der Meditation. Auch hat Reinlichkeit immens wichtige und zum Teil lebensverlängernde Wirkungen, wie wir während der Pandemie erleben durften. Und wenn wir unser Zuhause reinigen, bringt dies in der Regel auch Klarheit in unseren Geist.

Doch auch unser Gedankenhaus sollte eine regelmäßige Reinigung erleben. Wenn ich mich von meinem Unbewussten hinreißen lasse und zum Beispiel schlecht über andere Menschen rede, spüre ich, wie es meinen Geist verunreinigt. Außerdem schicke ich damit eine negative Energie an diese Menschen. Wenn dies geschieht, versuche ich mich nicht zu verurteilen. Ich erkenne meinen Fehler, bitte um Vergebung und sende dem entsprechenden Menschen liebevolle Energie. Doch ich weiß auch, dass ich mich wieder in Wahrhaftigkeit zentrieren möchte, damit die negative Energie der üblen Nachrede sich nicht in meinem Kopf breitmacht. In dem Moment ist es Zeit für eine Meditationspraxis und eine positive Geistesausrichtung.

Jeder negative Gedanke ist eine Verunreinigung unseres Energiekörpers. Wir können es nicht unbedingt sehen, aber mit fortschreitender Praxis können wir es fühlen. Wenn du richtig schlecht über dich selbst oder einen anderen Menschen denkst, im Geiste oder in Worten über ihn herziehst, spürst du dann die dunkle Wolke, die du kreierst? Dies bedeutet nicht, dass wir nicht mit einem Freund über einen anderen Menschen reflektieren können, damit wir zum Beispiel sein Verhalten besser verstehen können. Wie bei allem geht es hier um die Intention, die wir dabei haben.

Auf der körperlichen Ebene lädt das Sutra ein, den Körper wertzuschätzen und rein zu halten, damit der Geist gut funktioniert – jedoch ohne sich in der Körperlichkeit zu verlieren, da diese vergänglich ist. Statt demnach drei Stunden im Bad zu verbringen, machen wir daraus eine und verbringen die übrige Zeit lieber mit unserer Praxis.

In vielen Erläuterungen dieses Sutras wird eine sehr körperfeindliche Bedeutung vermittelt. Ich habe es selbst jedoch nicht so verstanden. Um die Sutren richtig zu verstehen, frage ich mich immer wieder, wie würde Patanjali heutzutage seine Sutren formulieren? Auch hier erlaube ich mir, mich etwas von dem Absolutismus dieser Schrift zu distanzieren, um eigenen Gedanken Raum zu geben. Ich glaube nämlich, dass wir sowohl wild als auch heilig sein können. Eine sinnliche Körperlichkeit empfinde ich alles andere als unrein. Vielmehr gibt es unserer Seele mehr Spielraum, um Erfahrungen zu sammeln und zu lernen. Mir ist bewusst, dass dies eher eine tantrische Sichtweise ist. Aber wer weiß? Vielleicht wäre Patanjali heute sogar ein Tantriker? Denn soweit ich weiß, hatte im alten Indien nicht jeder Yogameister einen Zugang zu fließendem, warmem Wasser und ein Spa mit zehn unterschiedlichen Saunen (ein Birkenaufguss ist doch fast schon eine spirituelle Erfahrung!) um die Ecke.

Im Fazit geht es bei *Saucha* darum, den Fokus auf das Wesentliche zu lenken. Welchen Sinn macht ein hygienisch sauberes Haus, wenn wir darin nicht lebendig sein dürfen? Was nützt ein perfekt herausgeputzter Körper, wenn die Augen stumpf daraus hervorschauen? Ist ein Baby unrein, weil es die Windeln voll hat?

Letztlich erlebe ich *Saucha* als die Praxis, uns von allem zu reinigen, was nicht unserem wahren Wesen entspricht, und uns so mit der immer reinen und unschuldigen Essenz in unserem Herzen zu verbinden. Dann bringt *Saucha* Frieden in unseren Geist.

2. Ashtanga / 2. Niyama: Santosha

Pada 2, Sutra 42

सन्तोषादनुत्तमस्सुखलाभः॥४२॥

Saṁtoṣāt-anuttamas-sukhalābhaḥ ||42||

»Durch Zufriedenheit erfahren wir das größte Glück.«

Santosha in der heutigen Zeit: In einer Gesellschaft, in der es augenscheinlich darum geht, immer mehr zu haben, immer schneller zu sein und immer weiter zu kommen, ist das Konzept der Zufriedenheit nicht unbedingt einfach umzusetzen. Aber es ist gerade deshalb auch die beste Medizin für uns.

Santosha lehrt uns, mit dem, was wir im Hier und Jetzt sind und haben, zufrieden zu sein. Der Weg zu dieser Zufriedenheit ist der Blick auf die Fülle, die sich wiederum durch Dankbarkeit erschließt. So wie Patanjali mehrfach betont, wird das, worauf wir unseren Fokus legen, verstärkt. Es wird quasi zu unserer Realität, geboren in unseren unbewussten Gedanken. Wenn wir also den Fokus auf Mangel legen, auf all das, was uns fehlt oder wir noch nicht haben, werden wir uns höchstwahrscheinlich immer arm und mittellos fühlen. Vielleicht denkst du nun spontan eher an materielle Güter, die dir fehlen, da dies in unserer Gesellschaft häufig mit dem Begriff Mangel assoziiert wird. Interessant ist es jedoch, unsere tieferliegenden Muster des Man-gels kennenzulernen, da diese auch eine Resonanz in der materiellen Welt kreieren. Sobald wir aber beginnen, all die kleinen besonderen Dinge in unserem Leben wert-zuschätzen, fühlen wir uns bald so reich wie eine Königin oder ein König. Unser Palast wird ein Sonnenuntergang sein. Die Pflanzen im Garten, auf dem Spazierweg oder auf dem Balkon werden uns ein Lächeln auf die Lippen zaubern und die freundliche Begegnung mit einem Fremden wird unseren Tag zu einem Besonderen machen. Natürlich brauchen wir Nahrung und ein Dach über dem Kopf. Doch ich habe auf meinen zahlreichen Reisen schon so viele Menschen getroffen, die keine großen Besitztümer besaßen und dennoch die glücklichsten und zufriedensten Menschen zu sein schienen.

Recherchiert man den Begriff »Zufriedenheit«, wird diese mit der vollständigen Erfüllung aller Erwartungen oder Ziele verbunden. Das bedeutet ja im Umkehrschluss, dass wir nicht zufrieden sein können, wenn wir unsere Ziele und Erwartungen noch nicht vollständig erfüllt haben. Es gibt potenziell immer etwas, das wir noch erreichen könnten. Doch wenn wir diesem »Unerfüllten« nachlaufen, werden wir wohl nie ankommen. Genau hier setzt *Santosha* an. Es umschreibt das Bewusstsein, dass wir bereits angekommen sind. Die Vergangenheit ist vorbei, die Zukunft noch nicht da, das einzig wirklich Präsente ist der jetzige Moment. Allein das Geschenk des Atmens kann uns dankbar sein lassen.

Dankbarkeit als Medizin: Manchmal gibt es im Leben jedoch schmerzliche Erfahrungen, während derer es sehr schwer sein mag, Dankbarkeit zu empfinden. Auch hier handelt es sich um einen Prozess. Häufig erleben wir Dankbarkeit im Heilungsprozess, nach der Krise als Medizin, um im Leben wieder einen positiven Fokus zu entwickeln und zu erkennen, dass doch nicht alles verloren ist. Der Sonnenaufgang oder -untergang ist immer noch da. Es gibt immer noch Schönheit in der Welt.

Zufriedenheit und Stress: Geht das überhaupt zusammen? Die immer wachsenden Ziele, die wir uns setzen, führen zu einem Gefühl, dass wir immer etwas zu erledigen und zu erreichen haben. Es ist schwierig, eine Pause einzulegen. Was wäre aber, wenn wir gar nichts zu erreichen hätten? Wenn wir daran glauben würden, dass tatsächlich immer nur das getan werden muss, wofür wir auch Energie haben, und dadurch nicht mehr über unsere Grenzen gehen müssten? Wer sagt denn, dass wir in allem die Besten sein müssen? Dass die Kinder neben dem Klavierunterricht auch noch zum Fußball und zum Ballett gehen sollen? Manchmal ist weniger mehr und Nichtstun unser Zutun.

Die Dankbarkeits-Praxis

Du kannst schon heute mit der Praxis der Dankbarkeit beginnen. Schreibe täglich drei Dinge auf, für die du dankbar bist. Wenn dir danach ist, kannst du diese Praxis auch mit einem »Dankbarkeits-Freund« teilen! Ihr könnt euch die drei Dankbarkeiten regelmäßig (z.B. täglich oder wöchentlich) per Nachricht zuschicken. So wird es nicht nur ein konstanter, positiver, auf Fülle ausgerichteter Fokus in deinem Denken, sondern inspiriert auch einen weiteren Menschen.

Als ich meine lieben Freundinnen und Kolleginnen Mirjana Kern und Lea Zubak diesbezüglich fragte, was Zufriedenheit für sie bedeute, gaben sie sehr passende Antworten, die ich dir nicht vorenthalten möchte: *»Für mich bedeutet Zufriedenheit, das,* *was ich momentan fühle, besitze, mache und sage, als einen unendlichen Reichtum zu betrachten. Alle meine Freunde und Lebensweggefährten als Goldschätze zu hüten und dankbar dafür sein. Und vor allem, mich daran zu erfreuen, was ist, von ganzem Herzen zu teilen und nicht zu vermissen, was nicht ist. Das ist für mich Zufriedenheit und der direkte Weg zum glücklich sein.«* – Mirjana Kern

»Zufriedenheit ist für mich eine sanfte, friedliche und gleichsam tiefe Empfindung, dass nichts fehlt und alles gut ist, genau so, wie es ist.« – Lea Zubak

Für mich selbst ist Zufriedenheit, wenn ich meinen Körper den ganzen Tag bewegt habe – entweder in meiner Yoga- und Handstandpraxis, mit meinen Freunden beim AcroYoga oder beim Wandern auf dem Berg. Außerdem ist Zufriedenheit für mich, das Wachsen meiner Balkonpflanzen zu beobachten (am besten während des Sonnenuntergangs), tiefe Gespräche mit lieben Menschen zu führen, das Unterrichten oder das Schreiben an meinem Buch. Es gäbe noch viele Dinge. Letztendlich ist es das Leben selbst, was mich zufrieden macht, da ich sehr dankbar dafür bin.

Santosha-Reflexion

Nutze diese Zeilen, um zu überlegen, was Zufriedenheit für dich selbst bedeutet.

Auf den folgenden Seiten möchte ich noch einmal die letzten drei Niyamas, Tapas, Svadhaya und Ishwara Pranidhana, hervorheben, da sie, wie wir bereits im Kapitel 2, Sutra 1 gelernt haben, die drei wichtigen Qualitäten der Yogapraxis ausmachen und zusammen das Kriya-Yoga bzw. das »Yoga der Tat« formen.

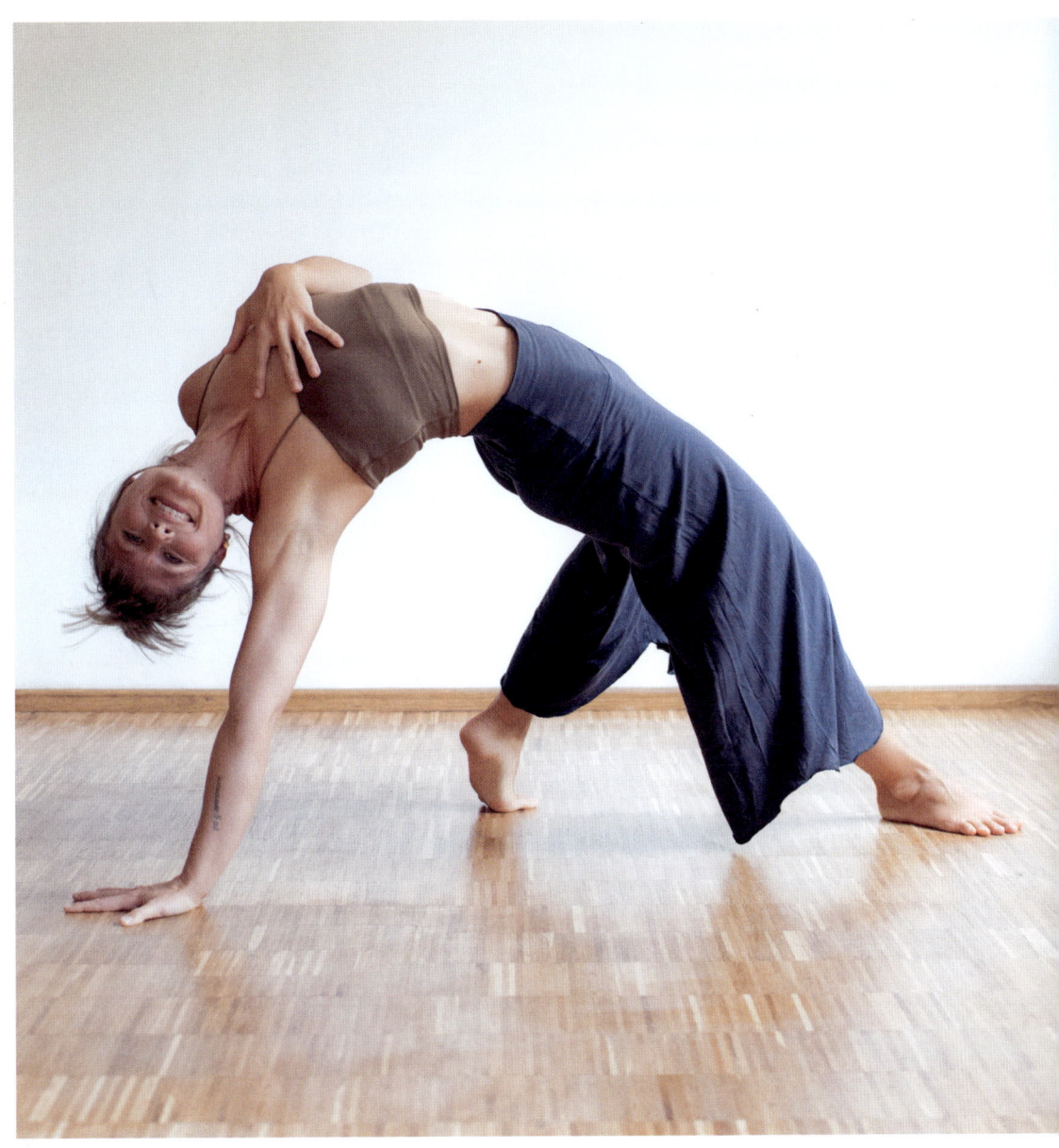

2. Ashtanga / 3. Niyama: Tapas

Pada 2, Sutra 43

कायेन्द्रियसिद्धिरशुद्धिक्षयात् तपसः ॥४३॥

Kāyendriya-siddhir-aśuddhi-kṣayāt tapasaḥ ||43||

»Durch Tapas werden Blockaden des Körpers und des Geistes gelöst und die Gesundheit des Körpers gefördert und erhalten.«

In der Bhagavad Gita (eine der wichtigsten Schriften des Hinduismus) werden drei Formen von *Tapas* unterschieden:

Disziplin des Körpers: Liebe und Achtsamkeit für den Körper definiert dieses *Tapas*. Wir betrachten unseren und den Körper anderer Menschen als Tempel, den es jeden Tag zu reinigen und pflegen gilt. Deshalb stehen körperliche Sauberkeit, gesunde Bewegung und achtsames sexuelles Verhalten im Vordergrund. Erlangt werden diese durch die Praxis von *Asana, Pranayama, Kriya* (Reinigungsübungen) und *Brahmacharya* (Maßhalten).

Disziplin der Rede: *Tapas* in der Rede zeigt sich, wenn wir achtsam sprechen, ohne beim anderen bewusst Leid zu verursachen oder unnütze Worte zu reden. Dies erfolgt, indem wir mit Wahrhaftigkeit und mit gütigen und dienlichen Worten sprechen. Es geht demnach auch darum, abzuwägen, was wir wie sagen, und es so zu äußern, dass unser Gegenüber es auch verstehen kann und daraus bestenfalls einen Gewinn ziehen kann.

Disziplin des Geistes: Zeigen wir Gelassenheit, Ruhe und Verständnis, so handeln wir in dem Bewusstsein, dass alles *Atman* (Seele) ist. Sobald wir, aufgrund dieses Wissens, immer weniger bewerten, zeichnen sich Reflexion und Achtsamkeit in unseren Motiven ab. So üben wir die yogische Disziplin des Geistes.

2. Ashtanga / 4. Niyama: Svadhaya

Pada 2, Sutra 44

स्वाध्यायादिष्टदेवता संप्रयोगः ॥४४॥

Svādhyāyād-iṣṭa-devatā saṃprayogaḥ ||44||

»Durch das Selbststudium und die Suche nach Weisheit verbinden wir uns mit dem Göttlichen oder dem, was dies für uns bedeutet.«

Ursprünglich bedeutete die Praxis von *Svadhyaya* insbesondere das Rezitieren der Veden und anderer heiliger Texte. Auch wird das Rezitieren von Mantren traditionellerweise auf eine bestimmte Göttlichkeit ausgerichtet. Da es im Hinduismus viele verschiedene Gottheiten gibt, wählt man innerhalb des Selbststudiums eine Gottheit, mit der man in Indien dann in der Regel sein ganzes Leben verbunden bleibt. In der heutigen Yogapraxis ist *Svadhyaya* die Selbstbeobachtung oder auch das »Studium des Selbst«. Dies kann Praktiken der Meditation bedeuten, Tagebuchschreiben, Zwiegespräche mit Freunden führen, Therapiesitzungen, Coaching-Sessions usw.

2. Ashtanga / 5. Niyama: Ishwara Pranidhana

Die Hingabe an Gott ist die Essenz des Bhakti Yoga, das Yoga der Hingabe. In der Asana-Praxis kann dies zum Beispiel bedeuten, ein bewusstes *Sankalpa* (= Affirmation, Intention) zu wählen und der Praxis so mehr Tiefe zu geben. *Ishwara Pranidhana* bedeutet, ein unerschütterliches Vertrauen in die Führung unseres höheren Selbst zu haben. Es bedeutet auch, dass wir darauf vertrauen dürfen, dass es zu unserem Besten ist und uns wachsen lässt, wenn das Leben uns Herausforderungen schickt. Zu *Ishwara Pranidhana* schreibt Patanjali sehr schön im folgenden Sutra:

Pada 2, Sutra 45

समाधि सिद्धिःईश्वरप्रणिधानात् ॥४५॥

Samādhi siddhiḥ-īśvarapraṇidhānāt ||45||

»Durch die Verehrung des Göttlichen erlangen wir die Fähigkeit, Samadhi zu erreichen.«

Die Hingabe an eine höhere Instanz kultiviert in uns Vertrauen. Dadurch wird es uns möglich, das Göttliche bzw. Vollkommenheit in allem und jedem zu erkennen. *Tat Tvam Asi* = Du bist das (Göttliche).

Etwas alltagstauglicher ausgedrückt, lädt dieses Sutra dazu ein, das Gute und Lichtvolle im Leben zu sehen. Wenn wir den Impulsen unseres Herzens ein wenig öfter folgen, entstehen Möglichkeiten der Begegnung und des Respekts. Auf einer ganz weltlichen Ebene bedeutet es für mich die Einhaltung des ersten Artikels unseres Grundgesetzes: »Die Würde des Menschen ist unantastbar.« Aber eben bereits in unseren Gedanken. Bei unseren Liebsten wird uns dies verhältnismäßig einfach fallen. Doch wie ist es bei Menschen, die etwas in uns triggern? Wenn dir dies auffällt, erinnere dich an die Verbundenheit und versuche, diesem Menschen einen Vertrauensvorschuss zu geben. Häufig lösen sich diese Trigger dann auch in Wohlgefallen auf.

Wenn wir *Ishwara Pranidhana* praktizieren, wird es zudem auch sehr schwer, unsere Erde unachtsam zu behandeln. Sie ist mit ihrer wunderschönen Natur ein direkter Ausdruck des Göttlichen und für unser Herz

ein leichter Weg zu *Samadhi*. *Ishwara Pranidhana* bedeutet hier, das Göttliche in der Erde, unserem Zuhause, zu sehen und sie dementsprechend mit Liebe zu behandeln. Nachdem wir die ersten beiden Stufen (= *Yamas* und *Niyamas*) des *Ashtanga* genauestens beleuchtet haben, fahren wir nun fort mit dem dritten, vierten und fünften Glied.

Das 3. Glied des Ashtanga: Asana

Pada 2, Sutra 46

स्थिरसुखमासनम् ॥४६॥

Sthira-sukham-āsanam ||46||

»Die Sitzhaltung sollte zugleich stabil und bequem sein.«

Dieses Sutra ist eines der bekanntesten Sutren, da es eines der wenigen ist, das sich konkret auf die Asana-Praxis bezieht. Da Yoga im Westen sehr physisch ausgerichtet ist, wird dieses Sutra häufig rezitiert.

Das Wort *Asana* bezieht sich bei Patanjali jedoch auf die Sitzhaltung der Meditation. Was ein Hinweis darauf ist, dass Yoga ursprünglich dafür kreiert wurde, um den Körper auf eine lange Meditationspraxis vorzubereiten. Mit etwas Humor betrachtet, erkennen wir hier eine Parallele zur heutigen westlichen Gesellschaft. So praktizieren viele von uns Yoga, um letztendlich besser »sitzen« zu können. Bei uns sitzen die meisten nur eben nicht im Meditationssitz, son

dern auf einem Bürostuhl. Der Zweck heiligt hier wohl die Mittel.

Im modernen Yoga, so wie die meisten es von uns kennen, bezeichnen *Asanas* die Körperhaltungen, die wir einnehmen – ob »der nach unten schauende Hund«, »die Kriegerhaltung« oder »der Schmetterling«. In der richtigen Durchführung unserer *Asanas* streben wir eine gewisse **Stabilität** an, die durch eine gesunde Ausrichtung und bei Bedarf mit Hilfsmitteln erreicht wird. Damit wir in dieser Haltung zudem ruhig und tief atmen können, sollte diese *Asana* im gleichen Maße auch **bequem** sein, was zum Beispiel starke Schmerzen ausklammert. Damit meine ich jedoch nicht die An strengung, die bei Muskelaktivität entsteht, oder ein gesunder Dehnungsschmerz. Es darf aber eben immer nur so intensiv sein, dass wir noch entspannt atmen können. Ein Zeichen, das wir optimal zur Wahrnehmung der eigenen körperlichen Grenzen anwenden können! Nur wenn wir tief und ruhig atmen, können wir auch präsent sein.

Doch auch in unserem Alltag – off the mat – können wir dieses Sutra praktizieren. Du kannst dich zum Beispiel fragen: »Was brauche ich gerade?« Eher Rückzug oder Teilnahme, Ruhe oder Aktivität, Fasten oder Nahrungsaufnahme? Letztendlich geht es um das Wechselspiel von Stabilität und Weichheit, der Harmonie von Erdung und Offenheit.

Das 46. Sutra spricht hier jedoch nur über die generellen Qualitäten, die wir in der Asana-Praxis anstreben.

Interessant wird das 47. Sutra, da es hier darum geht, was das ursprüngliche Ziel des physischen Übens im Yoga ist und wann eine perfekte Sitzhaltung für die Meditation erreicht ist:

Pada 2, Sutra 47

प्रयत्नशैथिल्यानन्तसमापत्तिभ्याम्॥४७॥

Prayatna-śaithilya-ananta-samāpatti-bhyām ||47||

»Die Körperhaltung ist dann gemeistert, wenn wir sie entspannt einnehmen können und den Fokus auf das immerfort Fließende halten.«

Ananta bedeutet Unendlichkeit und ist der Name der Weltenschlange in der hinduistischen Mythologie. Der indische Gott Vishnu schläft auf ihr, was ein Indiz ist, dass diese weich und entspannt ist, während sie selbst die Ewigkeit repräsentiert. In der Asana-Praxis gelangen wir zu diesen Qualitäten, wenn wir unseren Körper und den Atem beobachten. So können wir viel über uns herausfinden und Achtsamkeit praktizieren.

Des Weiteren führt Patanjali an, dass wir durch unsere Asana-Praxis die Wirkung der *Kleshas* verringern. Wir werden nicht mehr so schnell aus unserer Mitte gestoßen, wenn uns Herausforderungen begegnen. Ganz pragmatisch können wir dies erleben, wenn wir zum Beispiel leichte körperliche Beschwerden wie Verstopfungen oder Rückenschmerzen vom zu langen Sitzen haben. Ohne Yoga würden wir in dem Fall eventuell eine Tablette schlucken. Meistens haben diese jedoch Nebenwirkungen und wir werden müde oder bekommen Kopfschmerzen. Praktizieren wir jedoch *Asana*, können wir diese Leiden oft schon in einer Session beheben. Wir erlernen dadurch nachhaltige und gesunde Wege, um das Leiden in unserem Körper und dadurch auch in unserem Geist zu minimieren. Den Fokus auf die Energie in unserem Körper erlernen wir nun durch *Pranayama*.

Das 4. Glied des Ashtanga: Pranayama

Pada 2, Sutra 49

तस्मिन् सति श्वासप्रश्वास्योर्गतिविच्छेदः प्राणायामः ॥४९॥

Tasmin sati śvāsa-praśvāsyor-gati-vicchedaḥ prāṇāyāmaḥ ||49||

»Die nächste Stufe ist die Atemlenkung, die Kontrolle von Ein- und Ausatmung.«

Die Atemübungen sind ein fester Bestandteil der traditionellen Yogapraxis. Wir atmen durchschnittlich täglich etwa 25.920 Mal. Über den Atem nehmen wir wichtigen Sauerstoff auf, aber durch Stress, Verspannung und falsche Körperhaltungen atmen die meisten Menschen zu flach. So geben wir unserem System zu wenig Sauerstoff und klagen oft über schnelle Ermüdung. Yoga hilft, wieder zu einer natürlichen Atmung zurückzukehren. Mit speziellen Atemübungen kann die Lebensenergie jederzeit neu aufgebaut werden. Über Atemtechniken kann man auch Lampenfieber, Depression, Angstzustände und Reizbarkeit überwinden. Als Kinder atmen wir noch instinktiv. Unser Körper gibt uns einen natürlichen Rhythmus vor. Meistens beginnen wir ab einem bestimmten Alter mit dem Atem zu spielen, wie zum Beispiel in der Badewanne, wenn wir versuchen, die Luft unter Wasser anzu-

halten. Im Yoga ist *Pranayama* der bewusste Umgang mit dem Atem.

Über den Atem kannst du deine Lebensenergie kontrollieren. Es gibt viele kraftvolle Atemübungen, mit denen du Müdigkeit, Stress oder Emotionen transformieren und dich im Hier und Jetzt zentrieren kannst. Doch die wichtigste Übung ist erst einmal, tief und bewusst atmen zu lernen. Versuche zum Beispiel dein schnell schlagendes Herz durch die Atmung zu beruhigen, wenn du Angst hast. Du musst aber nicht warten, bis du das nächste Mal Angst hast. Beginne schon jetzt, indem du überprüfst, wie tief du gerade atmest. Erreicht die Atembewegung den Bauch, den oberen Brustkorb, die Flanken, den Rücken? Nimm einen tiefen, bewussten Atemzug und erlebe, wie wunderbar diese einfache Übung dich ins Hier und Jetzt einlädt.

Wenn wir in die Atemlenkung einsteigen,

ist es wichtig, auch hier nicht vom Ego her zu üben, da es durchaus Stress auslösen kann, wenn wir noch nicht bereit sind für ein fortgeschrittenes *Pranayama*. Mache in diesem Fall immer genug Pausen und atme ruhig weiter, egal was die Menschen um dich herum – beispielsweise in einer Yogaklasse – machen. Eine ruhige, gesunde Atmung ist das Allerwichtigste. Gerade wenn dein Atemapparat durch Krankheit oder Rauchen etwas angeschlagen ist. Gehe ganz achtsam damit um und lasse dich von einem erfahrenen Lehrer begleiten.

Wenn du schwanger bist, solltest du auf das Luftverhalten (*Kumbhaka*) verzichten. Vielleicht hilft es dir, mit einer gewissen spielerischen Neugier an die Atemübungen heranzugehen. Wenn du das erste Mal *Kumbhaka* praktizierst, stelle dir vor, dass du als Kind in der Badewanne sitzt, und »tauche einfach wieder auf«, wenn du deinen Atem nicht mehr halten kannst. *Pranayama* sollte immer ohne Druck geübt werden.

Pada 2, Sutra 52

ततः क्षीयते प्रकाशावरणम् ॥५२॥

Tataḥ kṣīyate prakāśa-āvaraṇam ||52||

»Dadurch wird der das innere Licht verhüllende Schleier entfernt.«

Zu Beginn wird dich das *Pranayama* beruhigen, dir Kraft und Ausdauer geben und deinen Körper und Geist stärken. Doch mit einer fortschreitenden Praxis führt es uns direkt in unsere Mitte, in unser Selbst. Es wird so ein treuer Begleiter der Meditationspraxis. Es ist, wenn du so willst, eine Abkürzung, da du nicht so lange warten musst, bis dein Monkey Mind sich beruhigt hat, und du quasi schon in der Stille angekommen bist. Dies führt uns direkt weiter zum nächsten, aufbauenden *Niyama*.

Das 5. Glied des Ashtanga: Pratyahara

Pada 2, Sutra 54

स्वविषयासंप्रयोगे चित्तस्य स्वरूपानुकारैवेन्द्रियाणां प्रत्याहारः ॥५४॥

Svaviṣaya-asaṁprayoge cittasya svarūpānukāra-iv-endriyāṇāṁ pratyāhāraḥ ||54||

»Wenn wir die Sinne weg von äußeren Objekten nach innen
auf das Selbst richten, wird dies Pratyahara genannt.«

Mit der Praxis von *Pratyahara* wird die Sinneswahrnehmung nach innen gelenkt und von der Außenwelt abgezogen. Dadurch sind wir bereit für die Meditation. *Pratyahara* bildet so das Fundament für die letzten drei Glieder des *Ashtanga*.

Das Zurückziehen der Sinne bedarf einer regelmäßigen Übung. Am Anfang mag es noch herausfordernd sein, und schon allein, wenn wir ohne ersichtlichen Grund die Augen schließen, kann dies zu Beginn Angst auslösen. Doch *Asana* und *Pranayama* wird dir maßgeblich dabei helfen, dem Zustand von *Pratyahara* zu vertrauen, bis du dich daran gewöhnt hast. Es ist in etwa so, wie wenn man einen neuen Raum betritt. Zuerst einmal müssen wir uns umschauen und diesen Raum kennenlernen. Doch je öfter wir diesen Raum betreten, desto wohler fühlen wir uns darin. Bis wir final erkennen, dass es immer unser Zuhause war.

Im *Pratyahara* geht es jedoch nicht nur um das Retirieren der Sinne, sondern um die Schulung eben dieser. Wir trainieren unsere Sinne immer gezielter einzusetzen und vertiefen so unsere Wahrnehmung. Wenn wir *Pratyahara* erlernt haben, sind wir bereit für die Meditationspraxis. Deshalb schließt Patanjali das zweite Kapitel auch mit dem 5. *Ashtanga*.

Damit du *Pratyahara* direkt erfahren kannst, teile ich auf der nächsten Seite eine meiner liebsten Atemübungen mit dir.

Übung: Bhramari – Die Bienen-Atmung

Diese Übung gehört zu den acht *Mahakumbhakas* (= Die acht großen Atemübungen) und wird in der Hatha Yoga Pradipika (eine der drei bekanntesten Yogaschriften) beschrieben.

Wirkung: *Bhramari* aktiviert und harmonisiert das *Vishuddha* Chakra (Kehlchakra) und stärkt somit die Stimme und die Ausdruckskraft. Harmonisierend wirkt die Übung z.B. nach einem langen Tag mit viel verbaler Präsenz. Gerade für Yogalehrer eignet sich *Bhramari* wunderbar vor und nach dem Unterrichten. Auf tiefergehender Ebene hilft uns *Bhramari,* den Fokus nach innen zu lenken. Wir sprechen auch hier von *Pratyahara* (Rückzug der Sinne). *Bhramari* wirkt wie eine Klangmassage auf den Körper und schickt die Klangschwingungen genau dorthin, wo wir sie am dringendsten brauchen. Da unser Körper zu 80 % aus Wasser besteht, ist dieser sehr empfänglich für Klang und dessen heilende Wirkung. Es ist ein schöner und wichtiger Bestandteil der Praxis, zu beobachten, in welche Körperpartien und Energiezentren der Klang besonders wandert, da dies bei jeder Runde anders sein kann.

116

Durchführung:

Level 1: Tief und voll durch die Nase ein- und ausatmen. Beim Ausatmen einen Summton erzeugen. 5 tiefe Atemzüge. Niedrigschwellig ist hier der Fokus lediglich auf der tiefen Atmung und dem hinzugefügten Summen.

Level 2: Schließe in dieser Runde die Augen, um den Fokus weiter nach innen zu lenken. Entspanne dabei die Schultern und bleibe aufrecht sitzen. Tief und voll durch die Nase ein- und ausatmen. Beim Ausatmen einen Summton erzeugen. 5 tiefe Atemzüge.

Level 3: Wir intensivieren das Zurückziehen der Sinne, indem wir nun zusätzlich die Ohren mit der flachen Hand verschließen. Entspanne dabei die Schultern und bleibe aufrecht sitzen. Tief und voll durch die Nase ein- und ausatmen. Beim Ausatmen einen Summton erzeugen. 5 tiefe Atemzüge.

Level 4: Wir verschließen symbolisch alle Sinne mit dem *Shanmukhi Mudra* (Das Siegel der sechs Öffnungen: *Shan*: sechs; *Mukhi*: Öffnungen; *Mudra*: Siegel).

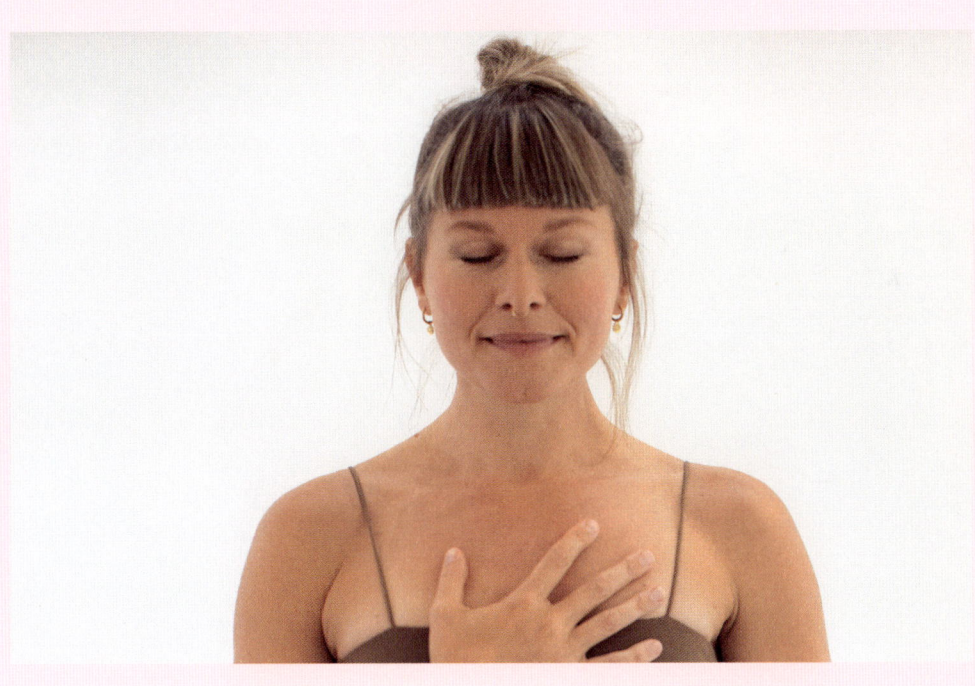

Durchführung des Shanmukhi Mudras:

▌ Der kleine Finger liegt unter der Unterlippe.

▌ Der Ringfinger über der Oberlippe.

▌ Der Mittelfinger liegt sanft an der Nasenseite an, ohne diese zu verschließen.

▌ Der Zeigefinger verschließt die Augenlider und liegt auf ihnen auf

▌ Die Daumen verschließen die Ohren, indem du sie auf den Tragus legst.

▌ Entspanne dabei die Schultern und sitze aufrecht. Atme tief und voll durch die Nase ein und aus. Erzeuge beim Ausatmen den Summton.

▌ Wiederhole für 5–20 tiefe Atemzüge.

▌ Löse danach das Mudra und entspanne die Arme. Bleibe noch ein paar Augenblicke sitzen, um nachzuspüren oder schließe deine Meditationspraxis an.

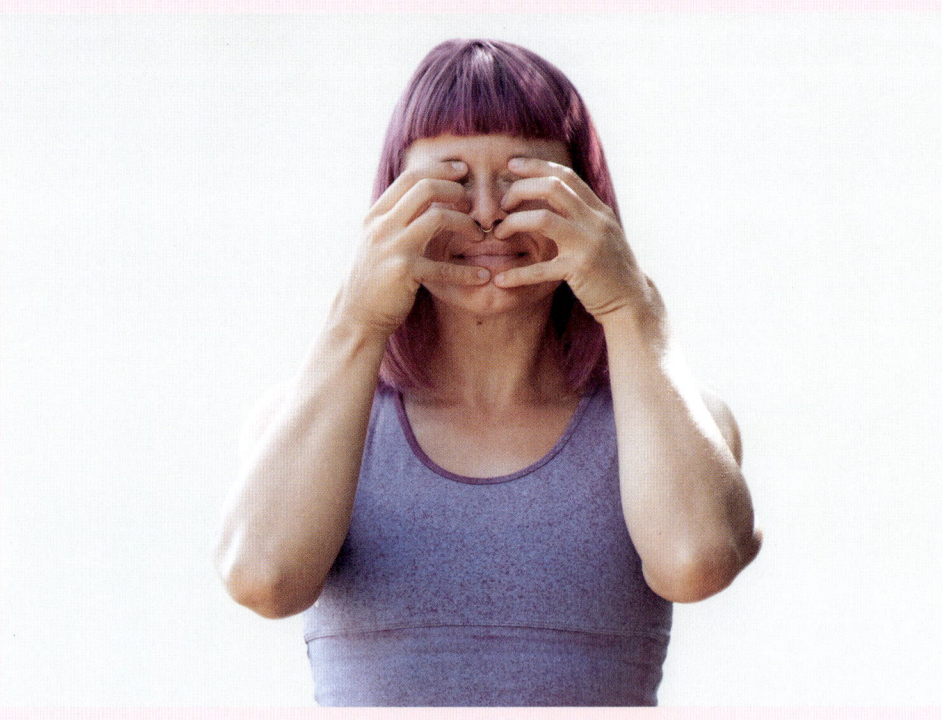

Das 6. Glied des Ashtanga: Dharana

Pada 3, Sutra 1

दे शबन्धश्चत्तितस्य धारणा॥ १ ॥

Deśa-bandhaḥ cittasya dhāraṇā ||1||

»Dharana ist das Versenken des Geistes in den Moment.«

Wenn du gelernt hast, wie du die Sinne nach innen lenkst und in die Stille tauchst, kannst du nun üben, den Geist schrittweise auf einen Punkt auszurichten. Dies wird irgendwann nicht nur in der Meditation erlebt, sondern hilft auch, das Leben bewusst zu gestalten, weil wir uns besser fokussieren können.

Die Konzentration kann auf bestimmte Objekte gelenkt werden: auf den Atem, eine Sache, einen Ort oder ein Konzept. Es ist das Bändigen des Monkey Mind. Dieser Fokus bringt uns in die Präsenz. Um *Dharana* spontan zu verstehen, erinnere dich an Momente, in denen du dich ganz präsent gefühlt hast. Zum Beispiel, als du in die Augen eines geliebten Menschen geschaut hast. In dem Moment tauchen wir ganz in die Augen unseres Gegenübers ab. Die Umgebung ist für einen Augenblick ausgeschaltet und es gibt nur diesen einen Moment. Oder erinnere dich an einen deiner Lieblingsorte in der Natur – wenn du dich ganz auf diesen Ort einlässt, werden die Farben intensiver, wir hören das Vogelgezwitscher, spüren die Sonne auf der Haut, riechen die Erde, das Wasser, die Luft. *Dharana* funktioniert nur in der beschriebenen Intensität, wenn wir parallel nicht an die To-do-Liste denken oder uns von sorgenvollen Gefühlen ablenken lassen. Wir lernen den Geist auszurichten und somit zu lenken.

Das 7. Glied des Ashtanga: Dhyana

Pada 3, Sutra 2

तत्र प्रत्ययैकतानता ध्यानम्॥ २ ॥

Tatra pratyaya-ikatānatā dhyānam ||2||

»Dhyana ist der ununterbrochene Strom des Bewusstseins auf das fokussierte Objekt.«

Wenn der Moment der Konzentration auf ein Objekt zu zehn Minuten oder einer halben Stunde wird, sprechen wir von *Dhyana* (Meditation). Es ist deshalb der nächste Schritt. Sobald wir die Fähigkeit haben, uns ganz auf den Moment einzulassen, können wir diese Momente aneinanderreihen. Fokussieren wir uns in *Dharana* zum Beispiel auf den Atem, bedeutet *Dhyana*, den Atem als Anker zu nutzen, um über einen längeren Zeitraum ganz beim Atem zu sein. Wir kreieren einen Strom des Bewusstseins. Sollten wir einmal die Konzentration verlieren, nutzen wir den Atem, um uns wieder in den Fokus der Meditation zu holen: »Ich atme ein, ich atme aus«.

Mit der Zeit können wir diesen Anker auch in unserem Alltag kultivieren. Wenn wir uns also getrennt fühlen, müssen wir nur einen tiefen, bewussten Atemzug nehmen, um uns wieder zu zentrieren.

Doch erlangen wir in der Meditation auch eine Verbindung mit dem Objekt unserer Konzentration.

Hier möchte ich an die Weisheit eines vorher genannten Sutras anknüpfen: In Pada 2, Sutra 23 schreibt Patanjali: »Durch die Verbindung des Sehenden mit dem Gesehenen kann das wahre Wesen und die Kraft beider wahrgenommen werden.«

Wenn wir also eine klassische yogische Meditation praktizieren und uns dabei auf Ganesha mit einem entsprechenden Mantra fokussieren, so nehmen wir mehr und mehr Ganeshas Qualitäten auf. (Siehe auch Pada 3, Sutra 24 auf Seite 40.)

Das 8. Glied des Ashtanga: Samadhi

Pada 3, Sutra 3

तदेवार्थमात्रनिर्भासं स्वरूपशून्यमिव समाधिः॥३॥

Tadeva-artha-mātra-nirbhāsaṁ svarūpa-śūnyam-iva-samādhiḥ ||3||

»Wenn die eigentliche Bedeutung des Objektes der Meditation frei von der eigenen Identität erstrahlt, so ist dies Samadhi.«

Man kann dieses Sutra auch anders formulieren. Denn meiner Erfahrung nach ist der reine Zustand unseres Geistes, der frei von jeglicher Projektion ist, *Samadhi* (Einheit, Versenkung). Es kann also sein, dass wir diese Erfahrung während der Meditation machen. Aber wir können es auch schaffen, in unserem Alltag so frei in unserem Geist zu sein, dass wir nur noch sind – ohne Monkey Mind.

Samadhi ist der Moment, in dem es keine Trennung mehr gibt zwischen dem Objekt unserer Meditation und uns selbst. Wir verschmelzen und tauchen in unser wahres Selbst. Es gibt keine Worte, keine wirkliche Beschreibung dieses Gefühls. Es ist ein ultimatives Nach-Hause-Kommen. Ein Erkennen, dass wir Licht sind. Es ist auf der einen Seite ein sehr intimer und verletzlicher Zustand und auf der anderen Seite das Natürlichste auf der Welt. Es ist ein Gefühl, in dem sich alle Illusionen und Ablenkungen auflösen.

Sukadev Bretz (*1963), spiritueller Leiter von Yoga Vidya und Autor, beschreibt den Prozess von *Dharana, Dhyana* und *Samadhi* anhand der Mantra-Meditation sehr anschaulich. Er schreibt, dass wenn man während der Mantra-Meditation um Konzentration bemüht ist, man sich im Zustand von *Dharana* befindet. Wenn man im Mantra absorbiert ist, ist dies *Dhyana*. Wenn das Mantra jedoch aufhört und möglicherweise ein Bild entsteht, ist das der Übergang von *Dhyana* zu einer Vorstufe von *Samadhi*. Es können in dem Moment Visionen vom Göttlichen entstehen. Sobald sowohl dieses Bild als auch das Wort und jegliches Gefühl verschwinden, man aber in der Essenz des Mantras verankert ist, hat man *Samadhi* erreicht. (Quelle: www.schriften.yoga-vidya. de)

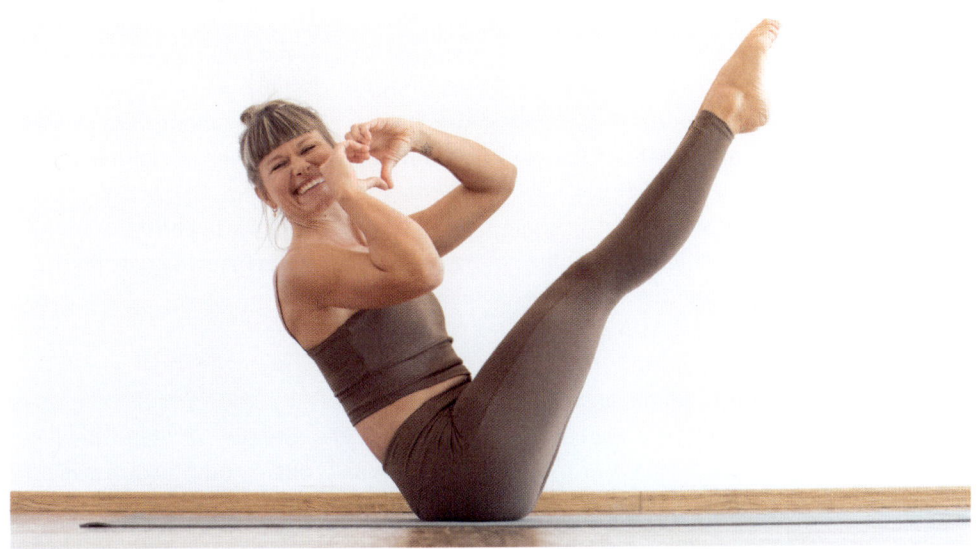

Samyama

Pada 3, Sutra 4

त्रयमेकत्र संयमः॥४॥

Trayam-ekatra saṁyamaḥ ||4||

»Dharana, Dhyana, Samadhi werden zusammen als Sammlung bezeichnet (Samyama).«

Patanjali fasst im dritten Pada die drei letzten Glieder des Ashtanga-Yoga, *Dharana* (Konzentration), *Dhyana* (Meditation, Versenkung), *Samadhi* (Einheit), als *Samyama* zusammen Ein ausgeglichener, positiver Gemütszustand ist also eine Fähigkeit, die sich durch die Praxis von Samyama einstellt. Dadurch wird deutlich, wie komplex diese Form von Geistesschulung ist und dass man diese nicht mit einem Knopf von heute auf morgen einschalten kann.

Des Weiteren ist es sehr sinnvoll, sich eine Lehrerin oder einen Lehrer zu suchen, die einen auf diesem Pfad begleiten und unterstützen. Wenn dir also der Kopf von all den Sutren, Sanskritworten und deren Bedeutungen qualmt, so ist das erst einmal ganz normal. Es ist eine Einladung an dich, die Yogapraxis und die daraus entstehenden Fähigkeiten zu erleben, damit du die Stufen in ihrer Tiefe erkennen kannst. Denn man muss es fühlen und erleben, anstatt es lediglich rational verstehen zu wollen.

Doch möchten wir in diese Arbeit investieren? Die heutige Schnelllebigkeit und die daraus entstehenden Herausforderungen lassen uns immer wieder nach effektiven Lösungen der Heilung und Entschleunigung suchen. Unsere Nerven sind bis zum Anschlag gereizt, das Gehirn von zu viel Zeit vor dem Bildschirm überfordert und unser Körper meistens massiv unterbewegt. Yoga lädt uns ein, tief durchzuatmen und präsent zu sein. Die Praxis öffnet eine Tür, doch wir müssen sie eigenständig durchschreiten. Und hey, es darf auch Spaß machen!

Hiermit ist nun die Erläuterung der einzelnen Stufen des *Ashtanga* abgeschlossen. Doch noch nicht ihre Reflexion! Mit Wissen kommt bekanntlich mehr Möglichkeit.

Deshalb führe ich im Folgenden sowohl die zehn Gebote des Christentums auf als auch den Edlen Achtfachen Pfad des Buddhismus.

Die 10 Gebote und Patanjalis 10 Yamas und Niyamas im Vergleich

Sind die Zehn Gebote ein steter Begleiter deines Alltags oder kannst du dich vielleicht aus deiner Kindheit noch an sie erinnern? In meiner Grundschulzeit war es ganz normal,

Religionsunterricht auf dem Stundenplan zu haben. In den meisten Schulsystemen stehen Religionsunterricht, das Fach »Werte und Normen« oder »Ethikunterricht« zur Wahl, was ich sehr beruhigend finde. Religion sollte nichts sein, was einem Menschen aufgezwungen wird.

Als kleine Brücke habe ich bei den Geboten, bei denen es offensichtlich ist, das jeweilige Yama in Klammern dahinter gesetzt.

Die 10 Gebote:

1. Ich bin der Herr, dein Gott. Du sollst keine anderen Götter neben mir haben.
2. Du sollst den Namen des Herrn, deines Gottes, nicht missbrauchen.
3. Du sollst den Feiertag heiligen.
4. Du sollst deinen Vater und deine Mutter ehren.
5. Du sollst nicht töten. (*Ahimsa*)
6. Du sollst nicht ehebrechen. (*Brahmacharya*)
7. Du sollst nicht stehlen. (*Asteya*)
8. Du sollst nicht falsch Zeugnis geben wider deinen Nächsten. (*Satya*)
9. Du sollst nicht begehren deines Nächsten Frau. (*Brahmacharya*)
10. Du sollst nicht begehren deines Nächsten Gut. (*Asteya & Aparigraha*)

Korsett oder Guideline?

Auf den ersten Blick wird im Vergleich deutlich, dass sich einige Punkte mit den *Yamas* und *Niyamas* decken und allgemeingültige Werte für ein funktionierendes Miteinander benannt sind.

Des Weiteren unterscheiden sich die Gebote von den *Yamas* und *Niyamas* vor allem durch die Termini: »Gebote« und »Richtlinien«. Das eine lebt von »Du musst und sollst«, das andere ist eher als eine Einladung zu verstehen, als Inspiration, aus eigenem Interesse heraus zu wachsen und dein volles Potenzial zu entfalten.

Auffallend ist weiterhin die starke Gottgebundenheit. Im religiösen Kontext werden wir meistens angehalten, ausschließlich an den einen Gott zu glauben, wie zum Beispiel: Jahwe (Judentum), Mawu-Lisa (westafrikanischer Gott), Pachakamaq (Inka-Mythologie), Rangi (Māori-Kultur), Ullāh (Bahaismus), Allāh (Islam) und der Vater im Himmel (Christentum). In den Yogasutren, wird von dem Göttlichen als *Brahman* gesprochen, der Schöpfer. Und natürlich ist Patanjalis spirituelles Konzept sehr stark von der Religion seines Ursprungslandes Indien und somit dem Hinduismus geprägt. Doch gibt es in der Philosophie des Yoga Sutra die Möglichkeit, »das Göttliche« als Abstraktum zu verstehen, was letztendlich in uns wohnt und keinen Namen trägt. Wir haben so den Spielraum, unseren Geist zu schulen und unsere eigene, für uns angebrachte Definition des Göttlichen beizubehalten.

Die 10 Gebote sind an die Institution Kirche gebunden. Die *Yamas* und *Niyamas* stammen aus einem philosophischen System, das wesentlich zeitloser ist, schon allein wegen der Genderthematik: »Du sollst Vater und Mutter ehren« oder »nicht deines Nächsten Weib begehren«. Da haben homosexuelle Partnerschaften zum Beispiel keinen Raum. Doch – um nichts zu beschönigen – auch bei den 10 Geboten gibt es immer wieder neue und modernere Erläuterungen, die an das Hier und Jetzt angepasst werden, und auch in der indischen Kultur wird nach wie vor die Frau stark unterdrückt und Homosexualität ist ein weit verbreitetes Tabuthema.

Betrachte ich die *Yamas* und *Niyamas* und ihre Entstehung in einer fernen Epoche, frage ich mich manchmal, was wäre, wenn eine Frau die Yogasutren verfasst hätte? Gerade bei den *Yamas* und *Niyamas* fehlt mir persönlich zum Beispiel ganz klar das Mitgefühl. Man kann diese wichtige Qualität in das *Ahimsa* hineindeuten. Doch wie viel runder wären die *Yamas*, wenn auch das Mitgefühl Erwähnung finden würde – was meinst du?
Ich möchte mit diesen Worten weder das Christentum bewerten noch das *Ashtanga* als unvollständig betiteln. Ich glaube einfach, dass ein kritischer Geist auch ein freier Geist ist, der zum eigenen Denken und Entscheiden in der Lage ist. Und genau dazu möchte ich dich gerne einladen. Die Diskussion auch über religiöse Inhalte sollte immer angstfrei möglich sein.

Diesbezüglich möchte ich gern eine Lieblingsanekdote aus meiner Kindheit teilen:
Ich bin als Kind von atheistischen Eltern liebend gern und regelmäßig zur evangelischen Sonntagsschule gegangen. Meine Eltern stellten mir dies frei, vielleicht auch im eigenen Interesse, da ich unglaublich viele Fragen stellte, unter anderem zu der Kinderbibel, die mein Großvater mir zum sechsten Geburtstag schenkte.
Ich fand die Sonntagsschule immens spannend und hatte schon damals eine starke spirituelle Ader. Für mich war es selbstverständlich, dass es einen Gott, beziehungsweise eine Göttin, gibt. Für mich war Gott schon immer weiblich. Als ich also eines Tages den Worten unseres Pastors lauschte – ein sehr empathischer und liebevoller Mensch –, nahm ich meinen Mut zusammen und fragte, warum wir immer zum »Vater im Himmel« beten würden und ob es verkehrt sei, wenn ich stattdessen zur Mutter beten würde. Ich werde nie vergessen, wie er mich anlächelte und sagte, dass es einerlei sei, ob Vater oder Mutter. Das Wichtigste wäre die Liebe in meinem Herzen, wenn ich bete. Ich wusste in dem Moment, dass er die Wahrheit sagte, und ich war ihm unglaublich dankbar, dass er mich mit meiner Frage ernst genommen hatte. Dies schuf viel Vertrauen in die Kirche und ich ging immer gerne mit meinen Nachbarn mit. Leider habe ich auch schon andere, nicht so schöne Erfahrungen machen müssen. Es

war nichts Dramatisches, doch Predigten, die die Menschen als Sünder darstellen, um danach die Spendenbüchsen, aufgrund schlechten Gewissens, klingeln zu lassen, erwirken in mir eher Widerstand. Meine Erfahrung zeigt, dass die Qualität der Vermittlung von religiösen und spirituellen Kontexten sowohl in der Kirche als auch im Yogakurs immer von der lehrenden Person abhängig ist.

Nun haben wir uns den Geboten im Christentum gewidmet. Wie schaut es diesbezüglich eigentlich beim Buddhismus aus?

Der Edle Achtfache Pfad der Erkenntnis
Dieser Pfad ist vielleicht nicht allen gängig, weshalb ich gern mehr Kontext herstellen möchte. Meine Mutter, Hilke Beyer, studiert seit vielen Jahren die buddhistische Philosophie und hat den *Edlen Achtfachen Pfad der Erkenntnis* für uns zusammengefasst.

»Der Prinz Siddharta Gautama, der sein königliches Zuhause verlassen hatte, um ein meditatives Leben zu führen, saß vor über 2500 Jahren unter dem Bodhi-Baum und erkannte schließlich den Grund für all das Leid in der Welt. Durch diese Erleuchtung wurde er zum Buddha und seine Lehre wurde zu einer Weltreligion.

Buddha sammelte in den Jahren des Studiums und der Meditation viele Einsichten und entwickelte daraus den *edlen achtfachen Pfad* zur Aufhebung allen Leidens, der da wäre:

1. Bemühe dich um Weisheit und verhalte dich immer richtig.
2. Sei gelassen und friedfertig. (*Santosha*)
3. Lüge niemals. (*Satya*)
4. Tue keinem Lebewesen Böses und stiehl nicht. (*Ahimsa & Asteya*)
5. Schade niemandem und zerstöre nicht die Natur. (*Ahimsa*)
6. Gib dir Mühe und erfülle deine Pflichten, auch in der Religion.
7. Sei achtsam, denke und handle stets besonnen.
8. Konzentriere dich, denke nach und meditiere. (*Dharana & Dhyana*)

Auch hier habe ich die passenden *Yamas* und *Niyamas* in Klammern hinzugefügt.

Wie du siehst, gibt es bei den drei Beispielen: Den *Yamas* und *Niyamas* nach Patanjali, den 10 Geboten des Christentums und dem Edlen Achtfachen Pfad des Buddhismus viele Überschneidungen, aber auch einige Unterschiede.

Was ist, wenn wir einfach selbst unsere eigenen Guidelines entwerfen?

Sangha – Inspiration anderer

Wenn wir bis hierhin kritisch betrachtet haben, was am achtfachen Yogapfad, den Buddhistischen Guidelines und auch den 10 Geboten für uns stimmig ist und was nicht, so ist es nun an uns, ein eigenes Wertesystem zu erstellen. Zur Inspiration und bevor ich dich einlade, selbst aktiv zu werden, hier drei unterschiedliche achtgliedrige Yogapfade als Beispiel.

Der achtgliedrige Pfad nach Verena Kaiser

1. Behandle andere so, wie du selbst gerne behandelt werden möchtest.
2. Wenn du nicht aus vollem Herzen Nein sagen kannst, sage Ja!
3. Frage dich: Was würde die Liebe sagen?
4. Nimm dir Zeit, um zu reflektieren und dich imaginär aus Situationen »herauszuzoomen«, um den wirklichen Stellenwert von Situationen einschätzen zu können.
5. Priorisiere auch dein Privatleben.
6. Vergleiche dich nicht.
7. »In der Ruhe liegt die Kraft.« Gib dir Raum für Verarbeitung und Regeneration.
8. Zwei Dinge sollten jeden deiner Tage bereichern: Dankbarkeit und mindestens eine Sache, die dich zum Lachen bringt.

Der achtgliedrige Pfad nach Sarah Jäkel

1. Gewaltfreiheit: Meinen Körper achten. Meine Bedürfnisse aussprechen. Verantwortungsvoll mit der Welt umgehen. Alle Lebewesen achten. Auf meine Gedanken achten. Grenzen achten. Aufmerksam kommunizieren, vor allem in der Partnerschaft.
2. Wahrhaftigkeit: Meine Wahrheit akzeptieren. Meine Wahrheit sprechen und leben.

3. Aufrichtigkeit: Im Moment sein. Aufmerksamkeit schenken.
4. Open Mind: Zuhören. Perspektivwechsel. Lesen. Reflektieren. Weiterentwicklung.
5. Ruhe: Zeit zum Verarbeiten. Sammeln. Ausrichten.
6. Sport: Grenzen erfahren. Meinen Körper spüren. Mich herausfordern. Wachsen. Verarbeiten.
7. Dem Leben vertrauen.
8. Leichtigkeit: Fühlen. Akzeptieren, dass es leicht sein darf. Festigkeit loslassen. Leichtigkeit zulassen. Leichtigkeit leben.

Der achtgliedrige Pfad nach der Gruppe »Yogagang Teacher Training II.«

1. Mensch sein! Schön, dass ich geboren bin! Wo komme ich her? Wo gehe ich hin? Und welche Spuren will ich in meinem Leben hinterlassen? Bewusst und verantwortungsvoll mit mir und meinen Mitmenschen diesen Weg gehen.
2. Mich mit den weiblichen Qualitäten der Mutter Erde verbinden, Ausgleich zwischen männlicher und weiblicher Energie
3. Auf meine Intuition hören.
4. Vergebung schafft Frieden schafft Freiheit.
5. Urvertrauen – Vertrauen ins Leben.
6. Im Hier und Jetzt sein
7. Der Körper ist mein Tempel, ihn pflegen und genießen.
8. Fülle leben und Dankbarkeit verspüren.

Sadhana Praxis

Jetzt geht es an deine eigenen Guidelines! Man kann davon ausgehen, dass wir bei unserem eigenen Entwurf zu 100 % dahinterstehen. Sind es bei deiner Kreation eher zehn Stufen oder doch nur sieben? Was ist dir gerade jetzt besonders wichtig im Leben? Finde dein eigenes Wertesystem und deinen ganz eigenen Yogapfad.

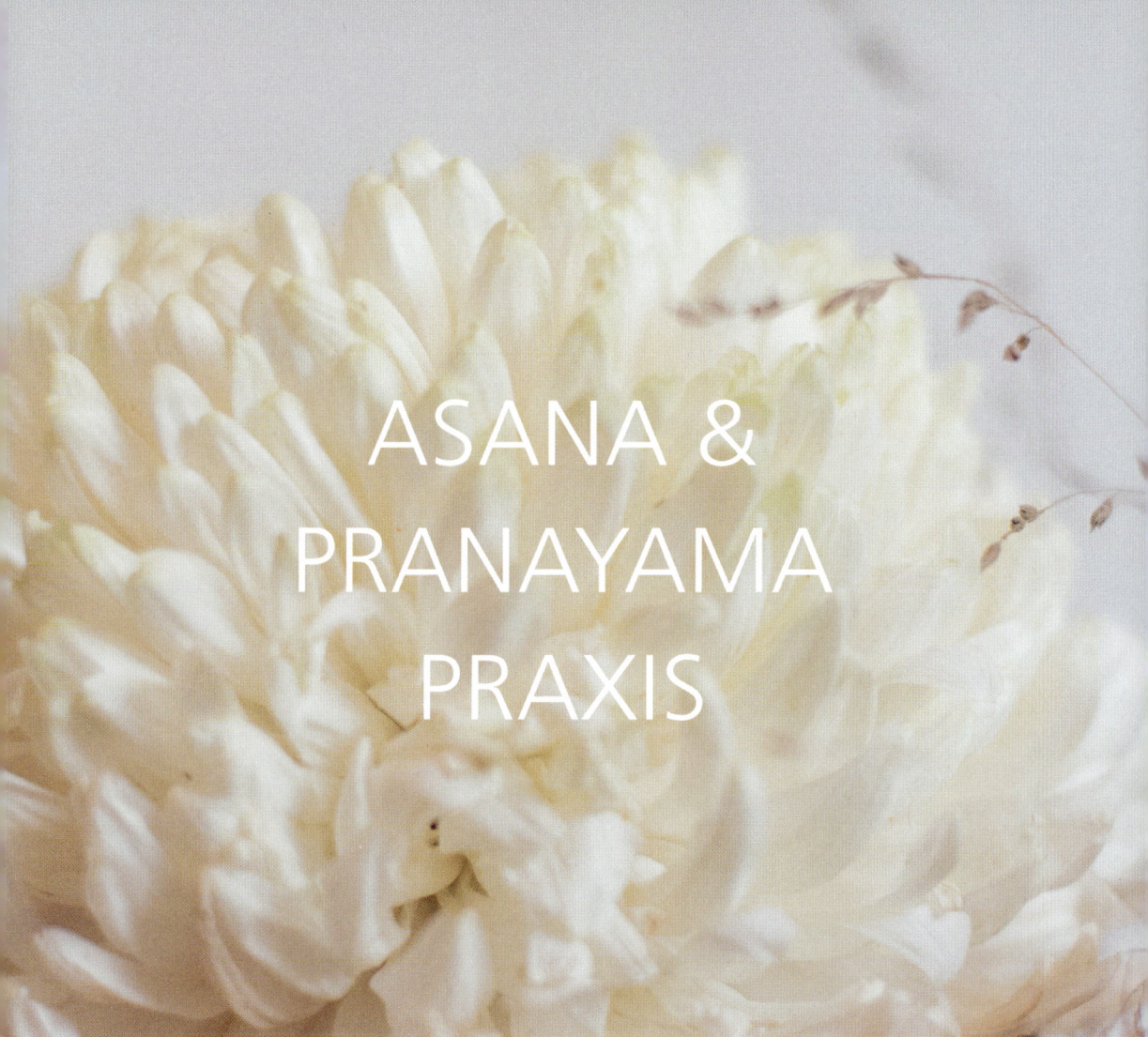

ASANA & PRANAYAMA PRAXIS

Sequenz: »Standfestigkeit«

Wir können unseren Geist sehr gut durch die Wirkung der Asanas erreichen. Wenn wir daher eine erdende, kraftvolle Asana praktizieren, kultivieren wir dieselben geistigen Attribute in uns. Diese Sequenz steht für deine Standfestigkeit, deine Kraft und die Verwurzelung mit der Erde. Du kannst bewusst die Qualitäten und Werte einladen, für die du in deinem Leben einstehst – für dich und andere.

Holzfälleratmung

*Dieses Pranayama hilft dabei, Stress abzubauen
und in die eigene Kraft und »Standfestigkeit« zu kommen.*

▌ Finde einen stabilen Stand, die Füße etwas weiter als hüftbreit auseinander.

▌ Greife mit deinen Händen eine imaginäre Axt.

▌ Hebe diese mit der Einatmung weit nach oben und lasse sie mit einem lauten »Ha« mit der Ausatmung nach unten schnellen. Das »Ha« kommt dabei aus dem Bauchraum.

▌ Gib etwas Kraft in diese Bewegung und die Intention, Spannung loszulassen oder auch »zu zerhacken«.

▌ Wiederhole die Bewegung für 10 Atemzüge.

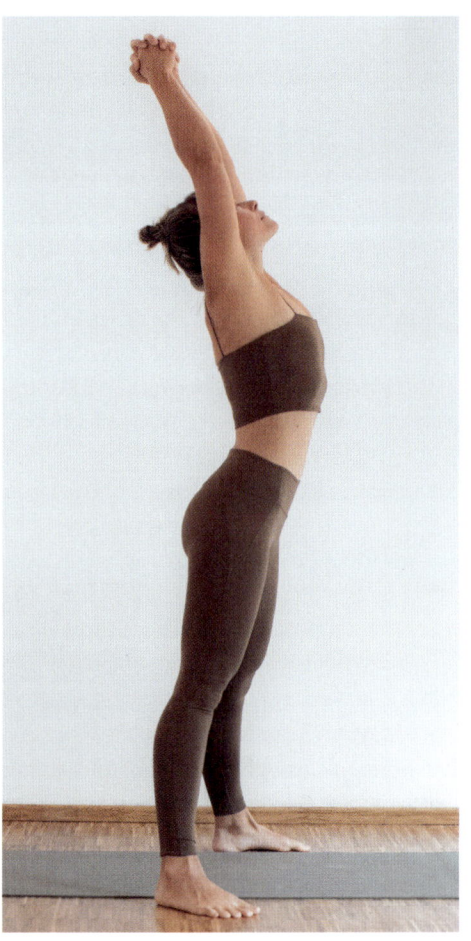

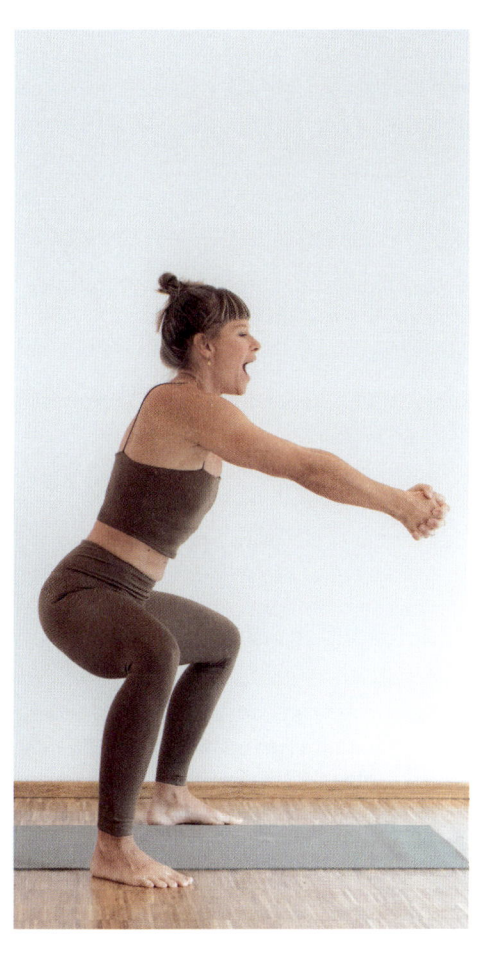
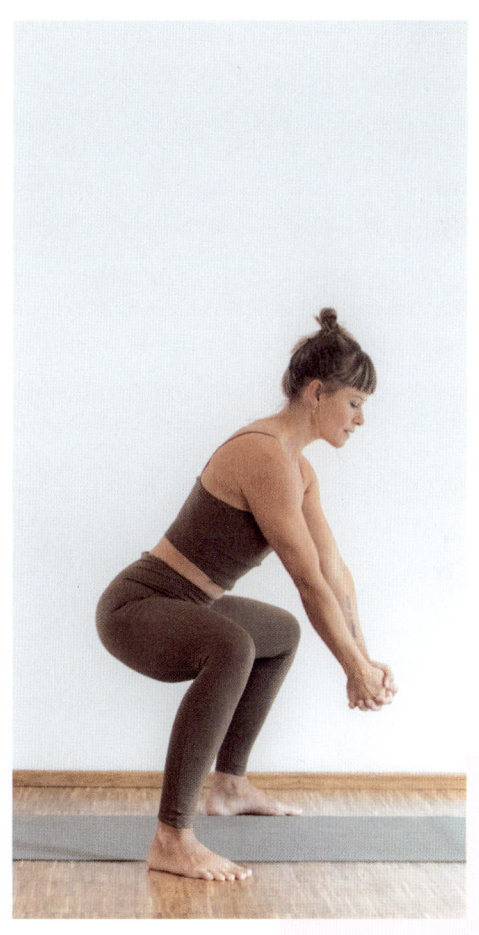

Tadasana, die Berghaltung mit Selflove-Mudra

Nach dieser etwas wilden Übung gehen wir einen Moment ins Spüren. So gut es ist, Energie in Bewegung zu bringen, so wichtig ist es auch, danach der dadurch entstandenen Schwingung zu lauschen. Durch die Bewegung lassen wir unsere Emotionen und unseren Körper sprechen. In der Stille hören wir ihnen zu.

▌ Komme dafür in einen hüftbreiten Stand. Fühle deine Füße fest verwurzelt mit der Erde.

▌ Lege eine Hand auf den Bauch und eine auf dein Herz. Schließe die Augen und schau nach innen.

▌ Nimm hier 3–5 tiefe Atemzüge und nimm wahr, wie du dich fühlst.

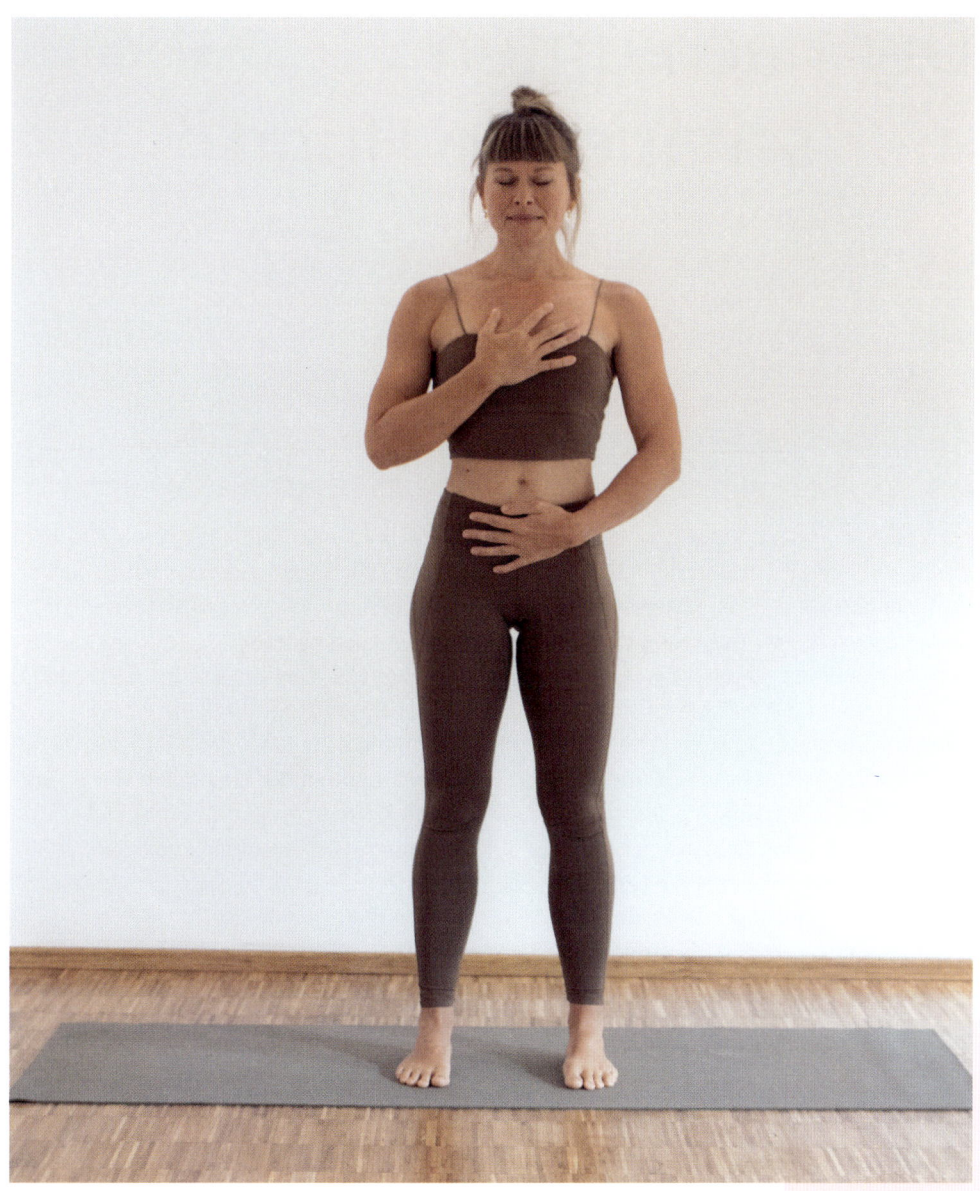

Der nach unten schauende Hund

Nun verwurzeln wir uns im Downward Dog! Diese wichtige Asana ist Alleskönner, da sie sowohl die komplette Körperrückseite dehnt, zugleich aber auch die Arme, Schultern, den Rumpf und Beine stärkt. Als Umkehrhaltung beruhigt der Downward Dog des Weiteren das Nervensystem, fördert die Durchblutung des Gehirns und hilft, Stress und mentale Erschöpfung zu reduzieren.

▌ Komme langsam nach unten auf die Matte in den Vierfußstand. Atme hier ein und strecke mit der Ausatmung die Beine in den nach unten schauenden Hund.

▌ Die Hände sind etwas weiter als schulterbreit aufgesetzt, die Füße etwa hüftbreit. Die Finger sind gespreizt und liegen satt auf dem Boden auf. Die Zeigefinger sind parallel zueinander ausgerichtet.

▌ Lege nun den Fokus auf die Länge im Rücken. Gern kannst du die Beine dafür leicht beugen.

Schiebe die Sitzbeinhöcker nach hinten und oben, um noch mehr Streckung im Rücken zu kreieren.

▌ Rotiere die Oberarme leicht nach außen und entspanne den Nacken.

▌ Spüre die Stabilität der Asana, die Verbindung mit der Erde durch Hände und Füße und entspanne dich dort hinein.

▌ Halte für 5 tiefe Atemzüge.

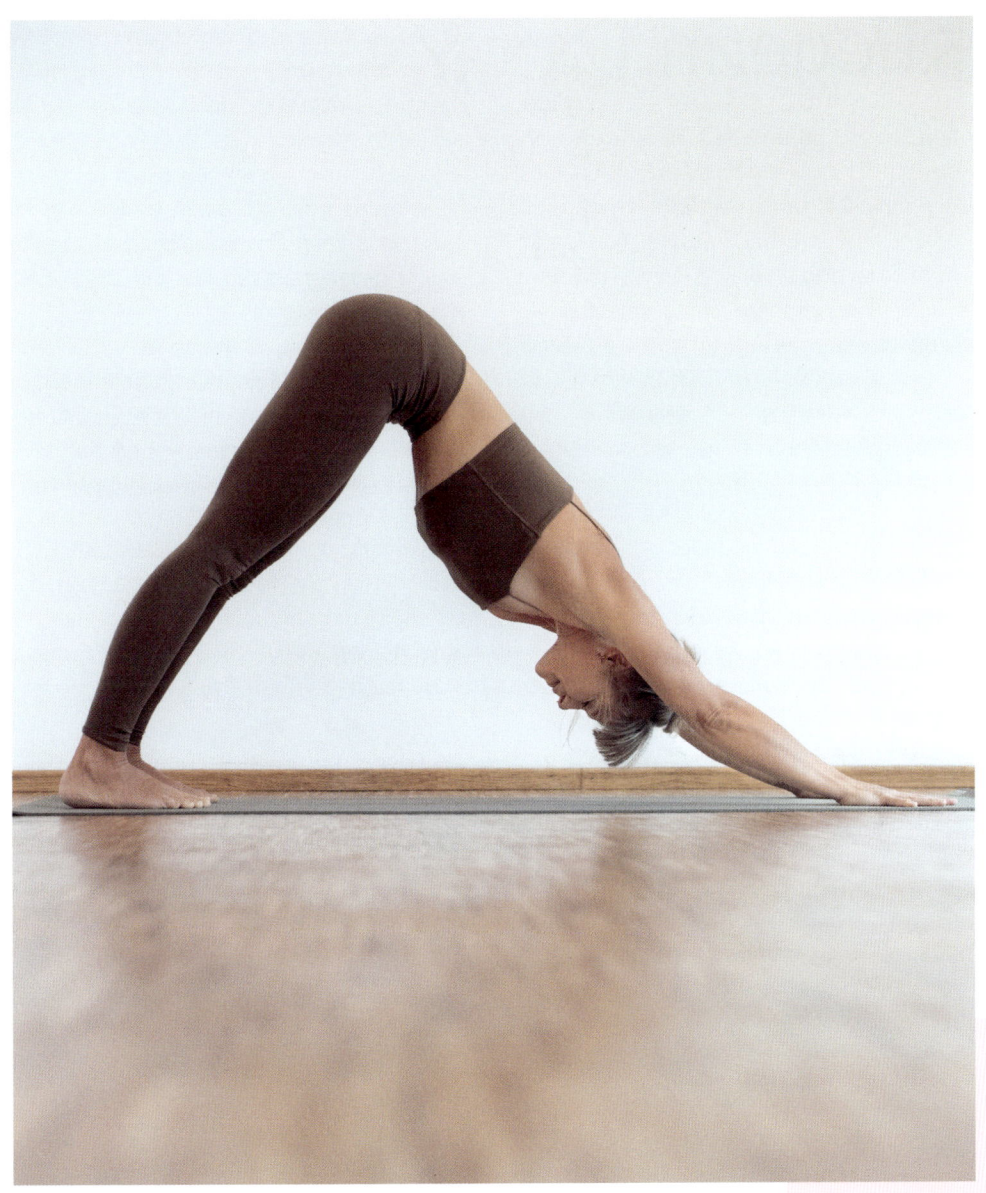

Kriegerin I.

Der Krieger im Yoga ist ein Krieger des Lichts. Diese Asana trainiert deine Standfestigkeit und Präsenz, während du dich gleichzeitig öffnest für die positiven Attribute im Leben.

▌ Setze aus dem dreibeinigen Hund den rechten Fuß, nach vorn ausgerichtet, zwischen die Hände. Bringe die Ferse des linken Fußes auf den Boden und drehe die Zehen ca. 45 Grad nach außen. Die Füße stehen hüftbreit auseinander.

▌ Winkle das vordere Bein an, bis der Oberschenkel etwa parallel zum Boden ist und sich das Knie über dem Sprunggelenk befindet. Die Beckenknochen sind auf beiden Seiten nach vorn ausgerichtet.

▌ Strecke die Arme entlang der Ohren nach oben. Die Handflächen schauen zueinander und die Schultern fließen sanft weg von den Ohren.

▌ Bringe den Blick zu den Händen und schiebe dein Brustbein Richtung Decke, so dass du in eine leichte Rückbeuge kommst.

▌ Lasse die Bauchmuskulatur aktiv, um den unteren Rücken zu stützen.

▌ Wenn du den unteren Rücken spürst, hebe die hintere Ferse und beuge das hintere Bein, um den unteren Rücken mehr aufzurichten.

▌ Halte pro Seite für 3–5 tiefe Atemzüge.

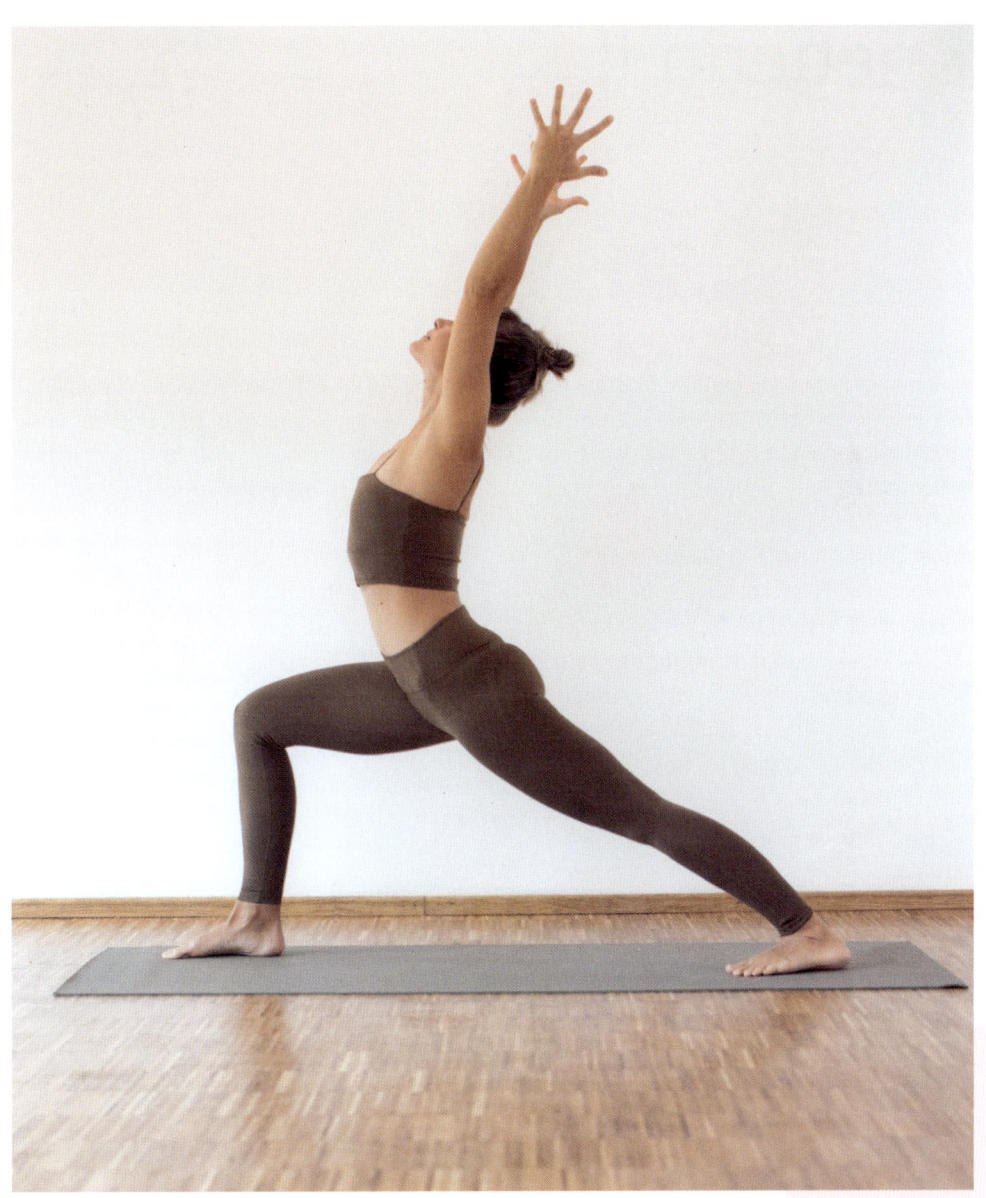

Kriegerin II.

In dieser Asana kannst du ganz bewusst deinen Fokus schärfen und die Qualitäten und Werte einladen, für die du einstehst. Was ist dir wirklich wichtig?

▌ Komme in den Krieger I. mit dem rechten Fuß gerade nach vorn ausgerichtet. Atme tief ein und öffne die Arme auf Schulterhöhe, die rechte Hand zeigt nach vorn, die linke zum hinteren Fuß. Drehe dabei den hinteren Fuß parallel zum Mattenende. Die Fersen stehen auf einer Linie.

▌ Das vordere Bein bleibt tief gebeugt und das Knie über dem Sprunggelenk. Die Bauchmuskulatur ist aktiv, das Steißbein zieht Richtung Boden und die Hüfte öffnet sich parallel zur langen Mattenseite.

▌ Die Arme sind gestreckt, die Handflächen zeigen Richtung Boden und der Blick geht über den rechten Mittelfinger nach vorn. Die Schultern fließen dabei weg von den Ohren.

▌ Spüre die Verbindung mit der Erde durch die Füße, für einen stabilen Stand.

▌ Halte pro Seite für 3–5 tiefe Atemzüge.

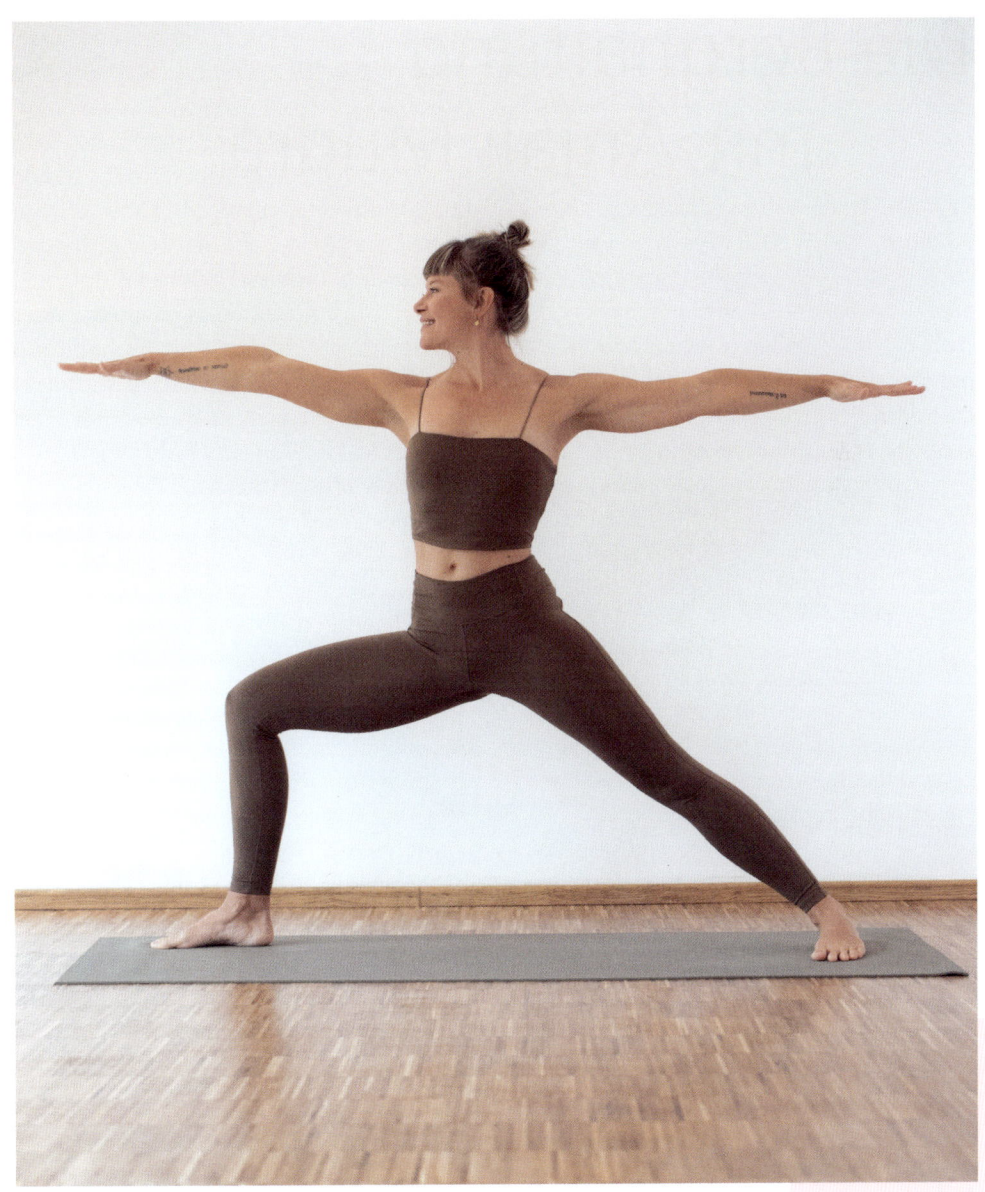

Die Berghaltung mit Anjali Mudra

Tadasana lässt dich fest mit der Erde verwurzelt sein, während du mit der Schädeldecke Richtung Himmel wächst. Du bist stabil wie ein Berg und gleichzeitig offen wie der Horizont. Das Anjali Mudra lässt dich in deinem Herzen zentriert sein.

▐ Stelle dich aufrecht auf die Matte, die Füße stehen hüftbreit. Die Zehen sind aktiv und großzügig auf dem Boden aufgefächert. Rotiere die Füße so, dass die zweiten Zehen (die neben den großen Zehen) parallel zueinander sind. Das Gewicht auf den Füßen sollte gleichmäßig auf drei Punkte verteilt sein: auf dem Ballen des großen Zehs, dem des kleinen und der Ferse. Das Fußgewölbe zieht aktiv nach oben.

▐ Die Knie dürfen leicht gebeugt sein. Die Bein- und Hüftmuskulatur ist aktiv.

▐ Der Rücken ist gestreckt, die Bauchmuskulatur aktiv und das Brustbein zieht leicht nach vorn und oben. Der Nacken ist lang und aufrecht. Ziehe die Schulterblätter sanft zueinander, um den Brustkorb offen zu halten.

▐ Bringe die Hände vor dem Herzen im Anjali Mudra aufeinander.

▐ Spüre die Verbindung mit der Erde, atme tief in dein Herz und nimm die dir innewohnende Kraft wahr.

▐ Halte für 5–10 Atemzüge.

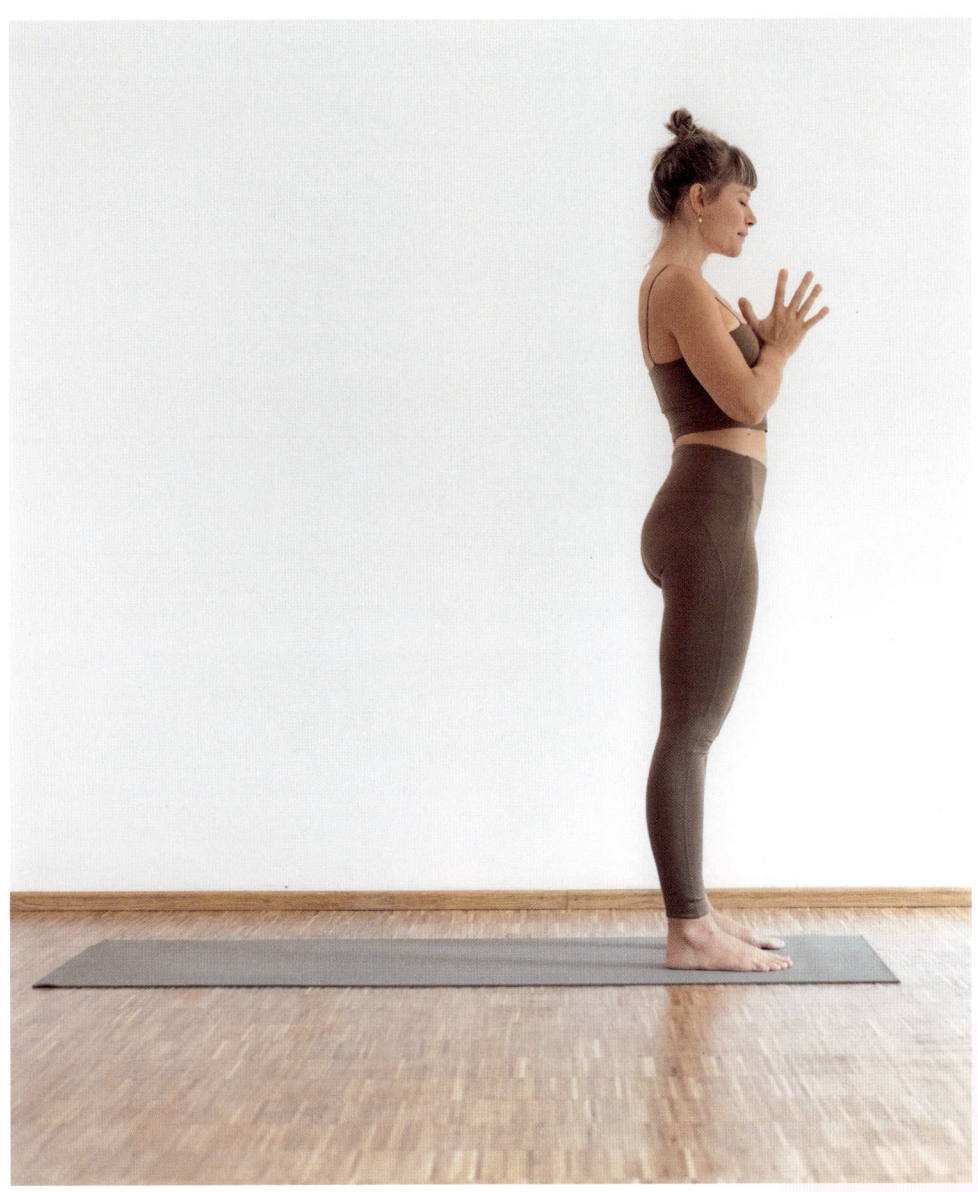

DEIN LICHT TEILEN

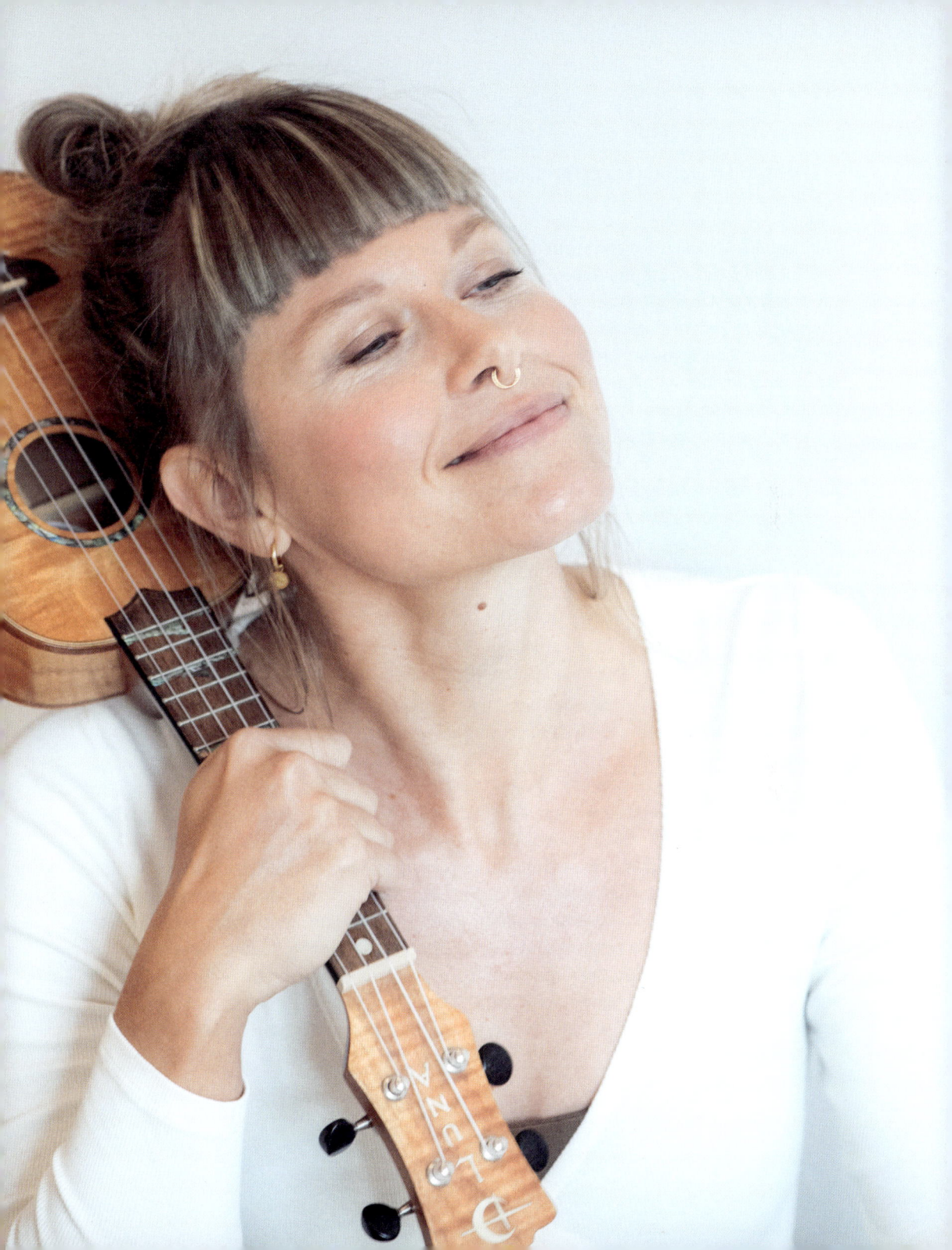

Vom Studieren zum Inspirieren

Nun haben wir mit den Yogasutren viele zeitlose Weisheiten aufgenommen, darüber reflektiert und vielleicht auch schon die eine oder andere Inspiration umgesetzt. Jetzt ist die Zeit, vom Denken ins Handeln zu kommen! Und dies gilt nicht nur für Yogalehrende. In unserem Alltag gibt es so viele Möglichkeiten, um bewusst und weise zu handeln. Wie sich dies in dir äußert, darfst du selbst herausfinden. Sei eine Inspiration und lebe ein Leben, auf das du gerne zurückblicken wirst. Versuche dabei nicht, wie ein Moralapostel mit den Yoga-Weisheiten um dich zu werfen. Sei vielmehr ein Vorbild und zeige den anderen Menschen, wie gut es tut, bewusst zu leben. Dabei darfst du darauf vertrauen, dass die Menschen, die in dein Leben kommen, immer auch die richtigen sein werden. Das Leben hat immer recht. Solltest du diese Zeilen als Yogalehrende lesen, wisse, dass schon in der Bhagavad Gita steht, dass das Unterrichten von Yoga bereits als spirituelle Praxis gilt. Was damit gemeint ist, wird in der folgenden Geschichte näher erläutert.

Die Geschichte von Bharadvaja

Bharadvaja war bekannt als Meister der Veden, der wohl ältesten Texte des alten Indien. Er saß tagaus und tagein über den heiligen Schriften, las sie durch, schrieb sie ab und lernte sie auswendig. Niemand war so engagiert im Studieren der Veden wie Bharadvaja.

Obwohl er sein ganzes Leben mit diesem Studium verbrachte, kam er nicht zum Ende. So folgte er auch im nächsten Leben und auch in dem darauf dem Pfad des Studiums der Veden. Da ihn darüber hinaus nichts interessierte, wussten die Menschen zwar von dem Weisen Bharadvaja, doch niemand bekam ihn, in seiner Abgeschiedenheit, zu Gesicht.

Bharadvaja hatte sich nun bereits seit drei Leben mit den Veden beschäftigt. Niemand kannte sie so gut wie er. Als er am Ende seines dritten Lebens auf dem Totenbett lag, erschien ihm der Gott Shiva. Bharadvaja war voller Hoffnung, dass Shiva ihn vom Kreis der Wiedergeburten erlösen würde, als Lohn für sein jahrelanges Lernen und all die harten Entbehrungen. Doch Shiva hob eine Hand mit Schmutz und sagte: »Das Einzige, was du gelernt hast, ist dies«, und er ließ den Schmutz fallen. »Du bist nun ein Experte der Veden geworden, doch hast du nur für dich allein gelebt. Mit wem hast du dein Wissen geteilt? Die Essenz und die Schönheit der Veden möchte geteilt werden, denn nur so wird sie lebendig.«

Bharadvaja schluckte und erkannte sein Versäumnis. Shiva sah ihn liebevoll an und gab ihm noch ein weiteres Leben als Chance, zu lernen. Wenn er dies weise nutzen würde, so sollte dies sein letztes sein. So verbrachte Bharadvaja sein nächstes Leben nicht mit Lernen, sondern mit Lehren. Die aus den Veden stammende Weisheit teilte er von ganzem Herzen mit Menschen, die für diese tiefen Botschaften empfänglich waren. Er wurde bekannt, nah und fern, für seine liebevolle und profunde Art zu unterrichten.

Am Ende dieses Lebens war Bharadvaja nicht alleine an seinem Totenbett. Er war umringt von all seinen Schülern, die ihn voller Dankbarkeit und Liebe anschauten. Auch Shiva war erschienen. Voller Freude über Bharadvajas herausragende Entwicklung bot er ihm an, ihn nun vom Kreislauf aus Leben und Tod zu erlösen. In großer Dankbarkeit für diese Ehre schaute Bharadvaja Shiva an, verneigte sich und sagte: »Ich konnte mir bisher nichts Schöneres vorstellen als das. Doch nach diesem Leben des Teilens und Lehrens weiß ich nun, dass es nichts Erfüllenderes gibt, als mit anderen über die Schönheit und Tiefe der heiligen Texte zu meditieren. Ich kann dir nicht näher sein als in diesen Momenten.« Jetzt war es an Shiva, sich vor Bharadvaja zu verneigen.

Bharadvaja starb und wurde als der Größte unter den Weisen noch einmal geboren.

In diesem Sinne schreibe ich gerade dieses Buch. Auch ich hatte mit der Idee, es zu schreiben, meine Zweifel, weil ich nicht, wie manch anderer, viele Jahre in Indien mit dem Studium der Veden zugebracht habe. Doch ich habe mich entschlossen, meiner Intuition zu vertrauen und darauf, dass mein individueller Blickwinkel auf die yogische Philosophie dem einen oder anderen helfen kann. Und glaube mir, wenn eine Person durch dieses Buch Inspiration erhält, ihr oder sein Leben mit mehr lichtvollen Werten zu füllen, dann hat es sich für mich bereits gelohnt!

Von Herzen wünsche ich mir, dass du nun, so wie Bharadvaja, in die Welt hinausgehst und das teilst, was in deinem Herzen wohnt. Was ist deine Vision?

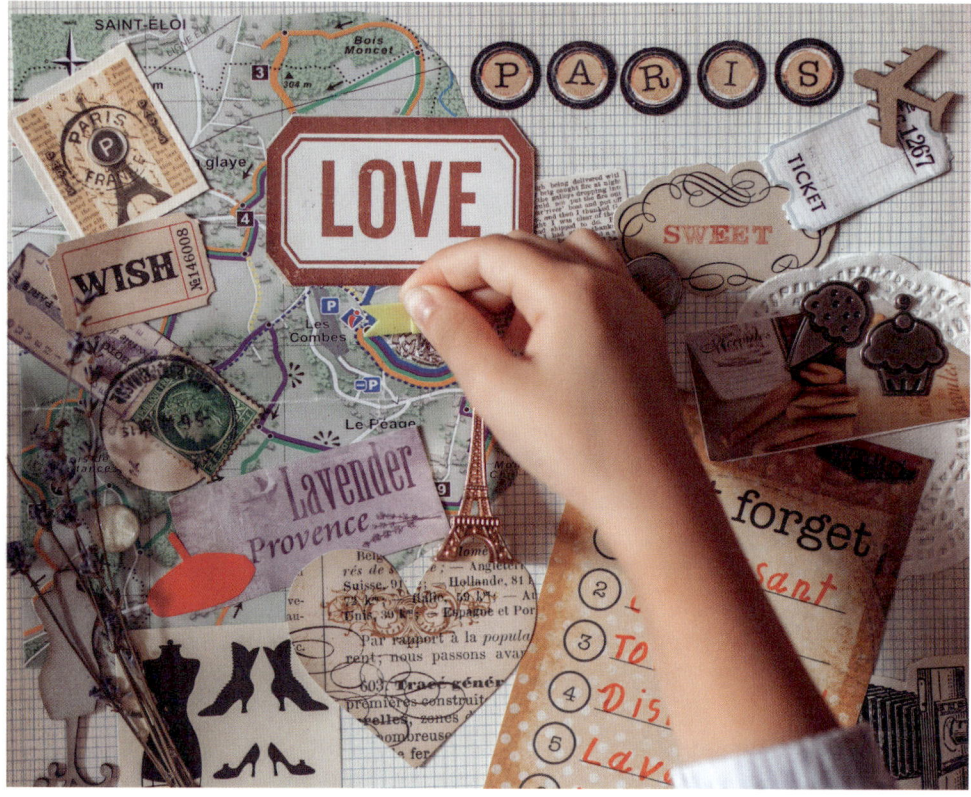

Sangha – Inspiration Anderer

Auch an dieser Stelle möchte ich dir gern ein wenig Inspiration an die Hand geben. In jeder Lebensphase hatte ich bisher immer ein eigenes Vision Board. Dies ist ein Plakat, auf dem du deine Träume, Wünsche und Visionen für die Zukunft festhältst und so einen ersten Schritt in die Manifestation gehst.

Da sich mein aktuelles Vision Board gerade noch im Wachstumsprozess befindet, teile ich als Beispiel und mit ihrem Einverständnis das von meiner Freundin Franca Schwende. Was siehst du darin? Findest du Parallelen zu deinen eigenen Herzenswünschen?

146

Sadhana Praxis

Finde deine Vision! Die Erstellung eines solchen Vision Boards ist ein wunderschöner, kreativer Prozess, bei dem du dich so richtig austoben darfst. Ein Vision Board ist etwas immens Persönliches. Es soll dein Herz berühren und dich inspirieren, jeden Tag einen Schritt näher an deine Träume heranzutreten. Gestalte es also ganz nach deinem Geschmack, ohne Regeln und Zwang.

Übung: Dein Vision Board

1. Sammle als Allererstes genug Material. Ideal sind bunte Zeitschriften mit ansprechenden Bildern, aber auch Schriftzüge und Muster können dienlich sein. Wenn du selbst keine Magazine besitzt, frage doch einmal im Bekanntenkreis herum. Alternativ kannst du die Bilder auch ausdrucken.

2. Besorge eine Schere, ein Klebestift, Bunt- und Filzstifte, ein Plakat aus dickerem Papier in der Größe DIN A3 und alles, was du gerne noch auf dein Vision Board kleben möchtest. Vielleicht ein Stück Stoff, eine gepresste Blume, Blätter oder einen Grashalm?

3. Nimm dir genügend Zeit und Raum für den Entstehungsprozess! Mache es zu einem Ritual, schließlich geht es um deine Vision. Stelle eine Kerze auf, räuchere den Raum mit Salbei oder Palo Santo, vielleicht magst du das Bild einer dich inspirierenden Person dazu stellen.

4. Spüre in dich hinein. Was brauchst du, um dich deiner inneren Stimme zu öffnen? Eine Asana-Praxis, Atemübung oder Meditation kann zum Beispiel eine perfekte Vorbereitung sein.

5. Beginne dann, die Magazine durchzublättern und nach Bildern und Schriftzügen zu suchen, die dich ansprechen und deine Herzenswünsche widerspiegeln. Schneide sie aus und lege sie lose auf das Papier. Lasse das Arrangement auf dich wirken und überprüfe, ob es so stimmig ist. Klebe die Bilder und anderen Gegenstände erst auf, wenn du dir ganz sicher bist. Du kannst darüber hinaus alles dazu malen oder schreiben, was dir noch wichtig ist.

6. Finde für dein vollendetes Werk einen geeigneten Platz, um es aufzuhängen. Am besten einen Ort, an dem du es immer wieder anschauen kannst, um dich an deine Vision zu erinnern.

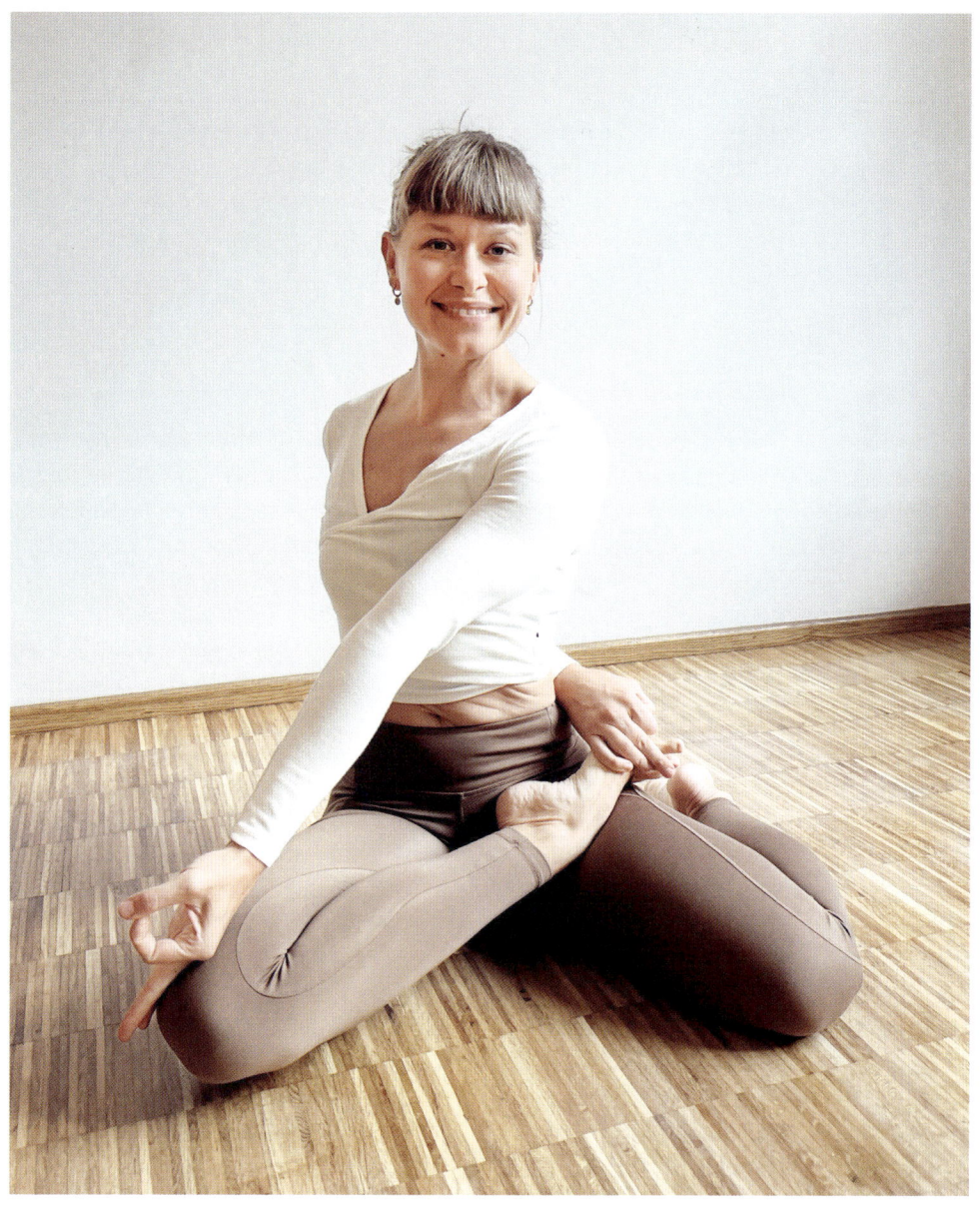

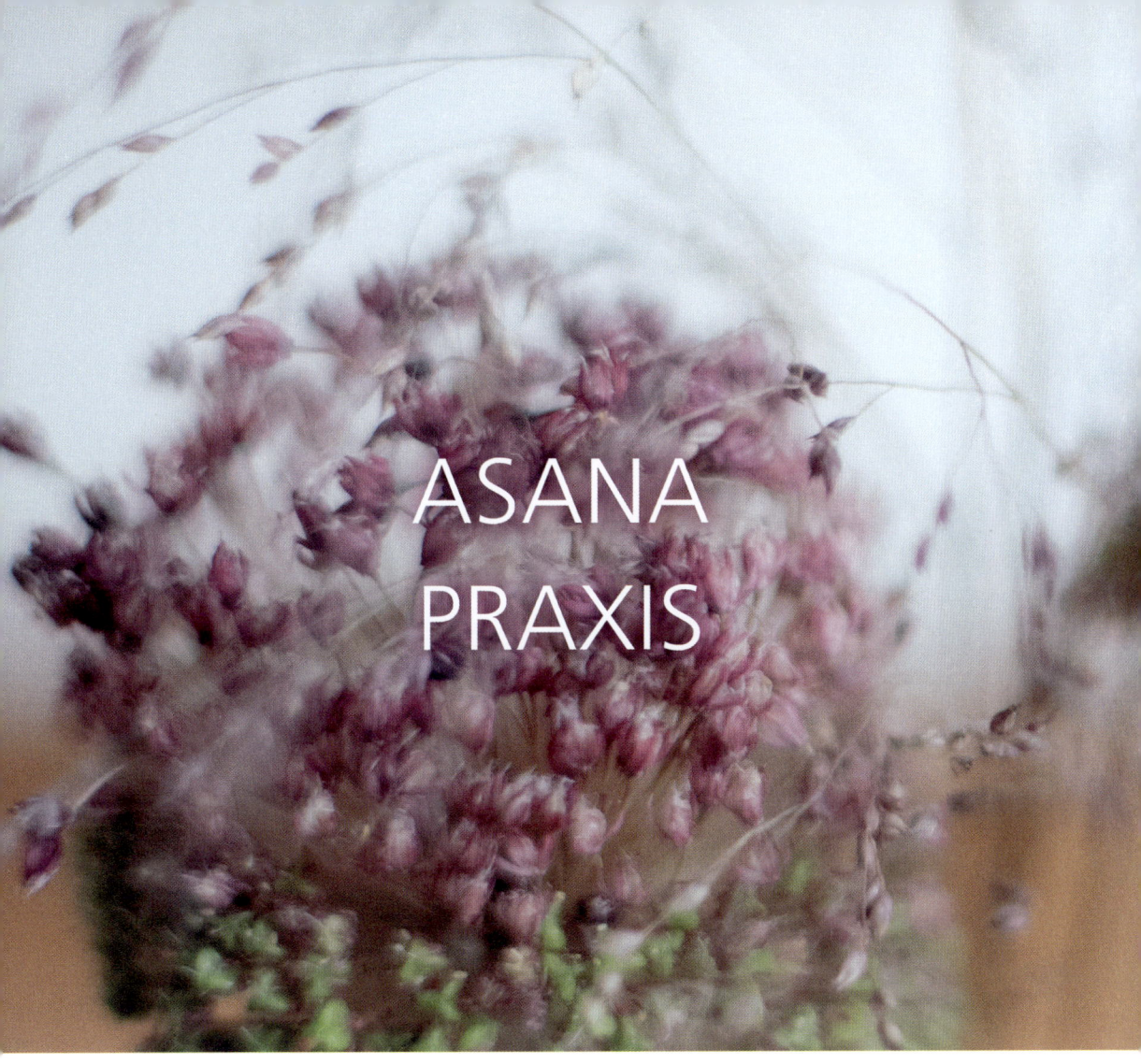

ASANA PRAXIS

Yin-Yoga-Sequenz: »Hingabe«:
In der Stille des Yin fließt der Atem leise. Du kannst dich hingeben. Es gibt in diesem Moment nichts zu tun.

Ein Raum für Loslassen, in dem das Herz und das Nervensystem sich heilen.

Der liegende Schmetterling

Diese Asana ist wunderbar, um die Atmung zu vertiefen und dich mit deinem Urvertrauen zu verbinden. Lass dich tragen! Diese Übung kann optional mit einem Bolster und zwei Yogablöcken ausgeführt werden.

Setze dich in die Mitte der Yogamatte. Platziere das Bolster mit einem kurzen Ende an deinem Kreuzbein. Lege nun achtsam den Rücken auf dem Bolster ab, beuge die Beine, öffne die Knie nach außen und bringe die Fußsohlen zusammen. Die Form ähnelt der sitzenden Schmetterlingspose. Solltest du Spannung in der Hüfte oder in den Knien spüren, kannst du Yogablöcke oder Kissen unter die Knie geben.

▍ Die Arme liegen entspannt seitlich am Körper. Die Handflächen zeigen entweder nach oben oder aber du legst sie auf den Bauch.

▍ Schließe nun deine Augen und atme tief ein und aus.

▍ Bleibe für 3 bis 5 Minuten in der Haltung.

▍ Um die Asana zu lösen, ziehe die Knie vorsichtig zueinander und rolle dich in die Embryonalstellung auf eine Seite vom Bolster herunter.

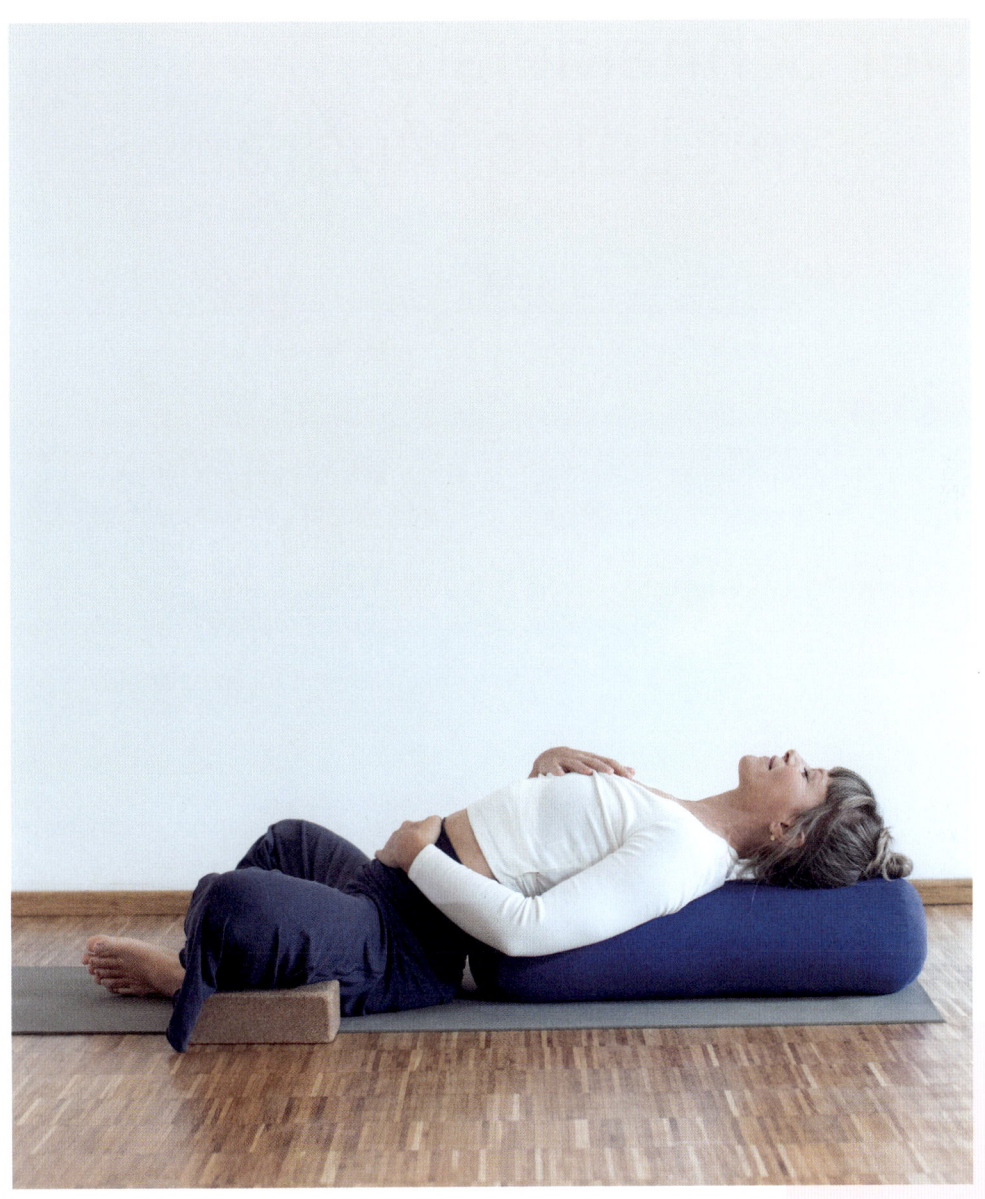

Der Schneidersitz mit Lotus Mudra

Der Lotus symbolisiert Reinheit, Liebe und das Erwachen des Bewusstseins. Diese einfache Übung kann helfen, Angst in Vertrauen und Mangel in Fülle zu wandeln.

Optional kannst du dich auf ein Meditationskissen, einen Yogablock oder auch auf einen Stuhl setzen.

▌ Komme in einen Schneidersitz mit einer aufrechten Wirbelsäule und entspannten Schultern.

▌ Bringe nun die Hände vor dem Herzen zusammen. Verbinde die Spitzen der Daumen und kleinen Finger und spreize die anderen Finger voneinander weg, sodass eine blütenähnliche Form entsteht.

▌ Schließe die Augen und atme tief. Bringe den Fokus auf dein Herz und lasse Weite entstehen.

▌ Halte das Lotus Mudra für mindestens zehn tiefe Atemzüge. Löse die Position danach achtsam auf und spüre nach.

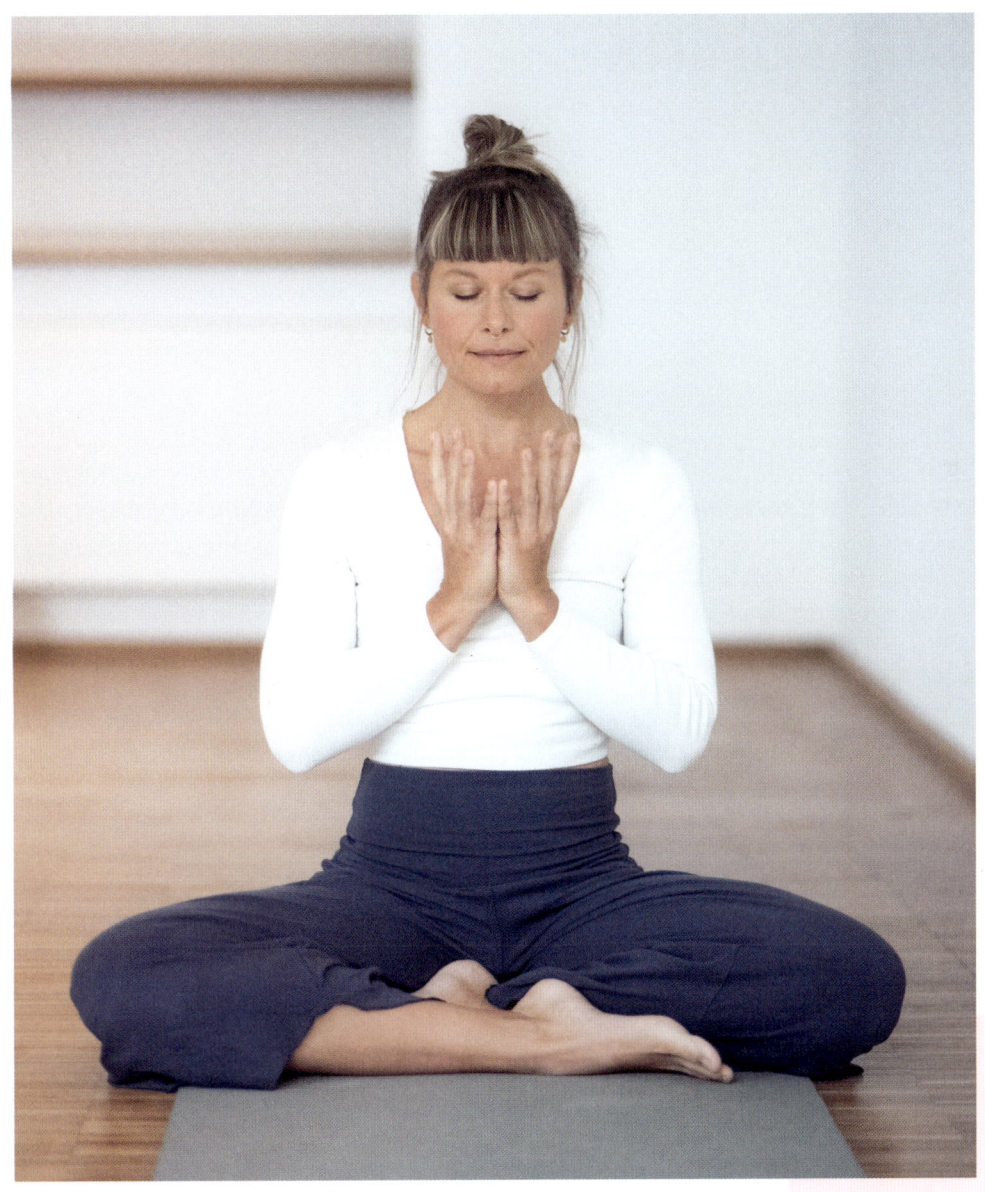

Die Sphinx

Eine sanfte Rückbeuge, die den Brustkorb öffnet, während sie gleichzeitig die Entspannung fördert. Lasse alle Gedanken vom Kopf in dein Herz fließen, auf dass nur die übrig bleiben, die wirklich wichtig sind.

▌ Lege dich mit dem Bauch auf eine Yogamatte und strecke die Beine etwa hüftbreit geöffnet nach hinten aus.

▌ Platziere die Unterarme mit den Ellbogen schulterweit auseinander auf der Matte oder einem Yogabolster. Die Hände zeigen mit den Handflächen nach unten und fließen entspannt vom Bolster herunter.

▌ Drücke mit der Einatmung die Unterarme sanft in die Matte oder das Bolster und hebe mit der Ausatmung den Brustkorb an. Halte den Nacken gerade, mit dem Blick nach vorne oder unten. Schließe gern die Augen und entspanne den Bauch, das Gesäß und die Schultern. Atme tief und gleichmäßig.

▌ Halte 3 bis 5 Minuten lang.

▌ Um aus der Position zu kommen, senke den Brustkorb langsam wieder zum Boden. Lege den Kopf auf eine Seite oder die Stirn auf die Matte und spüre nach.

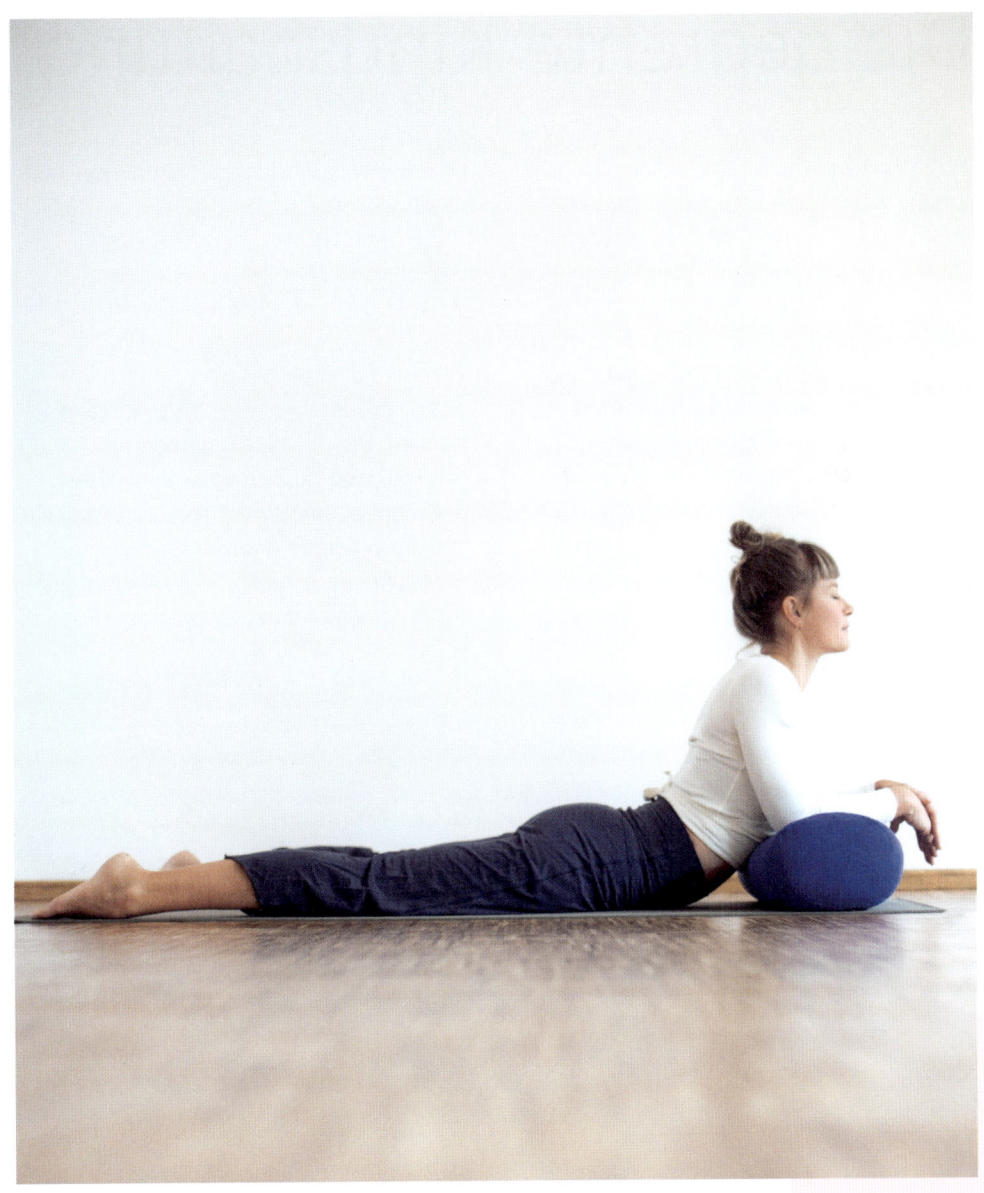

Die gedrehte Kindshaltung

Dieser sanfte Twist hilft, Spannungen, Erfahrungen und Emotionen zu verdauen. Die Stellung des Kindes wirkt allgemein schützend wie ein Schildkrötenpanzer. Du darfst ganz bei dir sein!

▌ Beginne in der Kindshaltung, indem du vom Fersensitz aus die Knie öffnest und dich langsam nach vorne über den Oberschenkeln ablegst. Platziere die Stirn auf dem Boden oder auf den Händen und nimm dir einen Moment Zeit, um tief durchzuatmen und deinen Körper und Geist zu entspannen. Spüre die Dehnung im Rücken und den Hüften.

▌ Strecke nun den linken Arm nach vorn auf dem Boden aus. Atme tief ein und fädele mit der Ausatmung den rechten Arm unter dem linken hindurch. Die rechte Handfläche schaut dabei nach oben.

▌ Lege die rechte Schulter und Schläfe auf dem Boden ab und entspanne den Nacken. Hier kannst du wunderbar messen, wie weit du dich aufdrehen magst, je nachdem, was dein Rücken und deine Schultern gerade brauchen.

▌ Halte diese Asana 1 bis 3 Minuten pro Seite, atme tief und lasse dich von der Erde tragen.

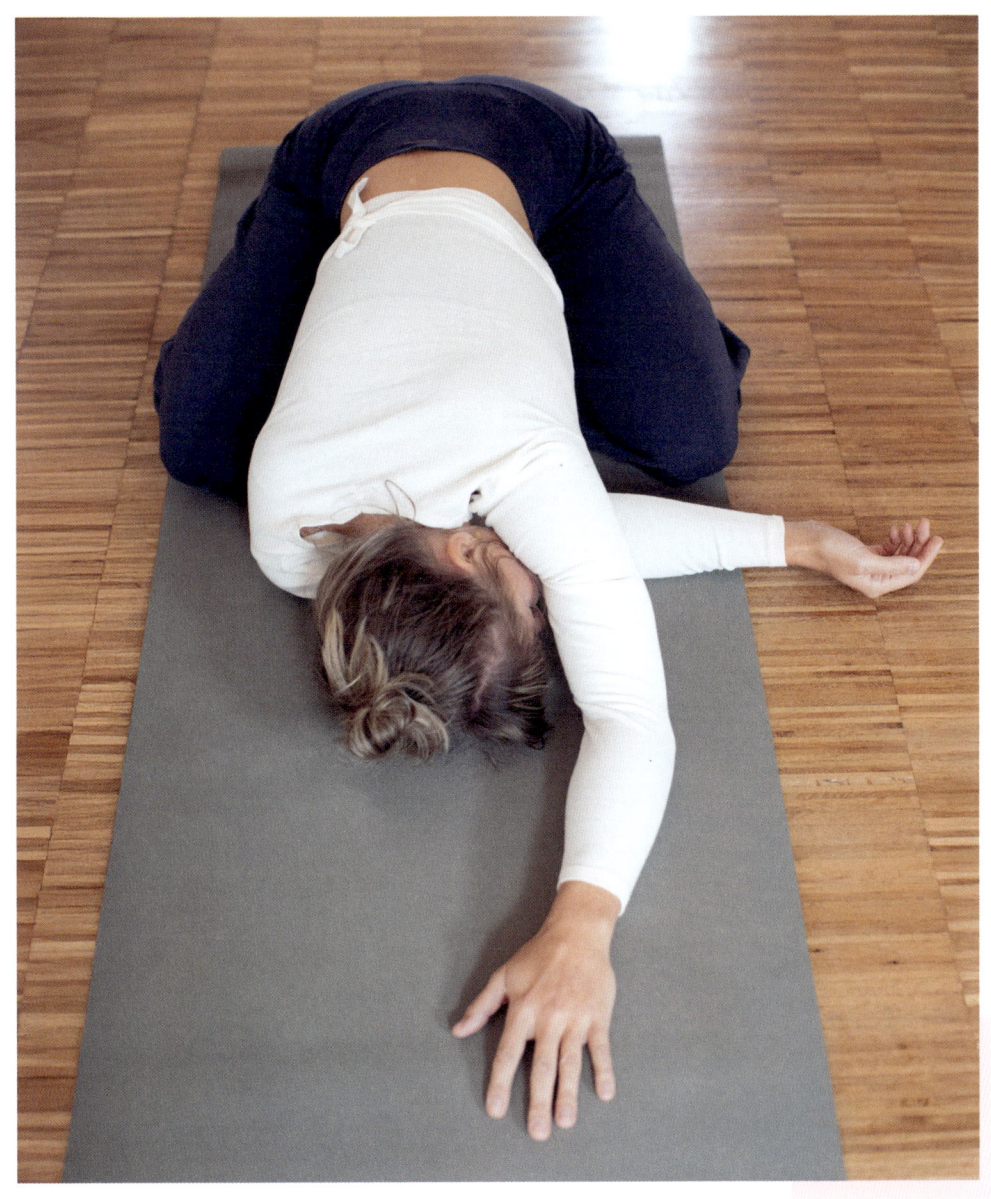

Literatur- und Blogempfehlungen

Yogaschriften

Desikachar, T. K. V.: *Yoga Sutra: Über Freiheit und Meditation. Das Yoga Sutra des Patanjali. Eine Einführung.* Via Nova, 2023.

Hawley, Jack und Peter Kobbe: *Bhagavad Gita: Der Gesang Gottes. Eine zeitgemäße Version für westliche Leser.* Goldmann Verlag, 2002.

Muktibodhananda Swami: *Hatha Yoga Pradipika: aus der Sivananda-Tradition der Bihar School of Yoga.* Bihar School of Yoga, 1998.Eine gute Übersicht zur yogischen Philosophie.

Buddhismus

Nichtern, David: *Awakening from the Daydream: Reimagining the Buddha's Wheel of Life.* Englische Ausgabe. Wisdom Publications, 2016.

Moderne Themen

Brown, Brené: *Verletzlichkeit macht stark: Wie wir unsere Schutzmechanismen aufgeben und innerlich reich werden.* Goldmann Verlag, 2017.

Doyle, Glennon: *Ungezähmt.* Rowohlt, 2020.

Blogs zu den Sutren:

Gabriela Bozic: www.gabrielabozic.com

Stephanie Schönberger: www.8sam-yoga.de

Quellenangaben

Desikachar, T. K. V.: *Yoga Sutra: Über Freiheit und Meditation. Das Yoga Sutra des Patanjali. Eine Einführung.* Via Nova, 2023.

Nehls, Michael: *Das erschöpfte Gehirn: Der Ursprung unserer mentalen Energie – und warum sie schwindet.* Heyne Verlag, 2022.

Nichtern, Ethan: *In dir selbst zu Hause sein: Buddhas Lehre für die heutige Zeit.* Arbor, 2015.

Tolle, Eckhardt: *Jetzt! Die Kraft der Gegenwart,* J. Kamphausen Verlag,1999.

Buddhistische Meditation Lehrerausbildung Manual, Dharma Moon Institute New York , www.dharmamoon.com

https://schriften.yoga-vidya.de/patanjali-raja-yoga-sutra/

Glossar

Ahimsa - Gewaltlosigkeit, in Gedanken, Worten und Taten, gegenüber allen Lebewesen.

Aparigraha - Nicht-Horten, die Loslösung von materiellen Dingen und Gier.

Asana - Körperhaltung oder Sitzposition.

Asteya - Nichtstehlen, Vermeidung des Begehrens nach Dingen, die einem nicht gehören.

Atman - Das wahre Selbst, die ewige Essenz, die über den physischen Körper hinausgeht. Die Seele.

Brahman - Das universelle Bewusstsein; das Göttliche, das alles durchdringt.

Brahmacharya - Sexuelle Enthaltsamkeit bzw. Mäßigung, achtsamer Umgang mit der eigenen Energie.

Dharana - Die Konzentration des Geistes auf ein einzelnes Objekt oder einen Gedanken.

Dhyana - Meditation, der kontinuierliche Fluss von Aufmerksamkeit auf ein Objekt ohne Ablenkungen.

Gunas - Die drei Qualitäten der Natur: Sattva (Reinheit), Rajas (Aktivität), Tamas (Trägheit).

Ishvara Pranidhana - Hingabe an eine höhere Kraft oder das Loslassen des Ego.

Kriya - Eine Handlung, Übung oder Technik, die den Geist und Körper reinigt und die Energie lenkt.

Mudra - Symbolische Hand- und Fingerstellungen, die die Energie des Körpers lenken.

Niyamas - Die fünf inneren ethischen Disziplinen: Saucha (Reinheit), Santosha (Zufriedenheit), Tapas (Disziplin), Svadhyaya (Selbststudium), Ishvara Pranidhana (Hingabe).

Ojas – Spirituelle Energie. Ojas ist das Ergebnis gesunder Lebensweise und spiritueller Praxis.

Prana - Lebensenergie oder Lebensatem, der durch den Körper fließt.

Pranayama - Atemkontrolle oder die Regulation des Atems.

Pratyahara - Rückzug der Sinne von äußeren Objekten.

Samadhi - Der Zustand der Erleuchtung oder Verschmelzung des Bewusstseins mit dem universellen Bewusstsein.

Samskara - Eindrücke, Konditionierungen oder mentale Muster, die sich durch vergangene Handlungen und Erlebnisse bilden.

Sankalpa - Eine Intention oder ein Vorsatz, der mit Klarheit und Engagement gefasst wird.

Satya - Wahrhaftigkeit und Aufrichtigkeit.

Saucha - Reinheit, sowohl innerlich als auch äußerlich.

Santosha - Zufriedenheit und Akzeptanz des Lebens.

Svadhyaya - Selbststudium und Studium heiliger Texte.

Tapas - Disziplin, Selbstbeherrschung und die Fähigkeit, Anstrengungen zu meistern.

Vairagya - Loslösung oder das Loslassen von Verhaftungen und Wünschen.

Yamas - Die fünf äußeren ethischen Disziplinen: Ahimsa (Gewaltlosigkeit), Satya (Wahrhaftigkeit), Asteya (Nichtstehlen), Brahmacharya (Enthaltsamkeit) und Aparigraha (Nicht-Horten).

Dank

An die tollste Lektorin Laila Prota, für ihren wachen Verstand, ihre Geduld und tolle kritischen Fragen. Meiner lieben Herzensschwester Pauline Willrodt, die mit ihrem hellem Geist, aber vor allem auch mit ihren wunderschönen Fotos einen wichtigen Beitrag zu diesem Buch beigetragen hat. Meiner geliebten Patentocher Maluna, die mit ihren Ideen konsequent neue Welten eröffnet. Meinen Eltern Hilke und Martin, die mir beigebracht haben, immer mutig genug zu sein, um auch unangenehme Fragen zu stellen. Meinen lieben Freunden, denen ich Teile dieses Buches zum Durchlesen zuschicken durfte. Und den Menschen, durch die ich Leid empfunden habe, da ich durch sie das Leben selbst infrage gestellt habe. Die Antwort auf diese Frage ist: meine Liebe fürs Leben.

Bildnachweis

Lucie Beyer: S. 31; Shuttertock/Maria Symchych: S. 146; Pauline Willrodt: alle übrigen.
Mit 50 Farbfotos von Pauline Willrodt

Impressum

Umschlaggestaltung von Gramisci Editorial Design München/Claudia Geffert unter Verwendung eines Farbfotos von Pauline Willrodt. Das Foto zeigt Lucie Beyer.

Unser gesamtes Programm finden Sie unter kosmos.de/nymphenburger

Gedruckt auf chlorfrei gebleichtem Papier

© 2025, nymphenburger in der
Franckh-Kosmos Verlags-GmbH & Co. KG,
Pfizerstraße 5–7, 70184 Stuttgart
kosmos.de/servicecenter
Alle Rechte vorbehalten
Wir behalten uns auch die Nutzung von uns veröffentlichter Werke
für Text und Data Mining im Sinne von §44b UrhG ausdrücklich vor.
ISBN 978-3-96860-099-4
Projektleitung und Redaktion: Laila Prota
Gestaltung und Satz: Grafikdesign Storch/Ulrike Vohla, Rosenheim
Produktion: Nina Renz
Druck und Bindung: Westermann Druck Zwickau GmbH, Zwickau
Printed in Germany / Imprimé en Allemagne

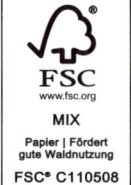

FSC
www.fsc.org
MIX
Papier | Fördert
gute Waldnutzung
FSC® C110508